Verona Gerasch • Thomas Hanke

Selbstständigkeit im alternativen Gesundheits- und Beraterberuf

Berufung, Spiritualität und Business
Ein Leitfaden

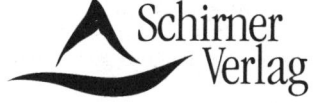

Schirner Verlag

ISBN 978-3-89767-841-5

Verona Gerasch • Thomas Hanke:
Selbstständigkeit im alternativen
Gesundheits- und Beraterberuf
Berufung, Spiritualität und Business
Ein Leitfaden
Copyright © 2009
Schirner Verlag, Darmstadt

Umschlag: Murat Karaçay, unter
Verwendung der Bilder
Nr. 1923021 von James
Steidl und Nr. 2601682
von andreas,
www.fotolia.de
Redaktion: Katja Hiller, Schirner
Satz: Michael Zuch,
Frankfurt am Main
Printed by: Reyhani Druck & Verlag,
Darmstadt, Germany

www.schirner.com

2. Auflage 2010

Inhalt

Teil II – Gesundheits- oder Beraterberufe. Unterschiede und Gemeinsamkeiten aus rechtlicher Sicht

Teil III – Rechtliche Rahmenbedingungen für die Ausübung verschiedener Berufe

Teil IV – Hinweise zu bestimmten Berufsgruppen

Teil V – Existenzgründung – Existenzsicherung

Vorwort

Wer kennt nicht die dramatische Himmelfahrt des Ikarus! Aus der Gefangenschaft im Reich des Minos gab es zu Wasser und zu Lande keinen Ausweg. So versuchte Ikarus, mit selbst gemachten Flügeln durch die Luft zu entkommen. Die aus Wachs geformten Verbindungen der Federn schmolzen aber in der Sonne und Ikarus stürzte ins Meer.

Welch ein Glück, dass viele Menschen trotz solch unglücklicher Höhenflüge auch heute noch beflügelt sind von ihrem Lebensziel. »No risk - no fun« ist das derzeitige Lebensmotto. Der Start in den Beruf lenkt den Blick des Menschen schnell nach oben zu seiner gefühlten Berufung. Dabei sollte er bedenken: Er hat am Ende seiner Beine Füße und tut gut daran, laufen zu lernen, bevor er mit Flugversuchen beginnt. Zu dieser Bodenhaftung möge dieses Buch beitragen. Denn in unserer Zeit werden wir nicht in eine einsame Natur hineingeboren, sondern in ein Netzwerk von Menschen, Regeln, Vorschriften und Papier. Diese Realität gilt es zu verstehen, sich zunutze zu machen und nicht im Vertrauen auf ein »Von-oben-geschützt-Sein« zu verdrängen. Auch ein Heiliger wird im Regen nass und bekommt im Parkverbot einen Strafzettel. Wer sein berufliches Schicksal nicht bürokratisch herausgefordert sehen, sondern sinnvoll gestalten möchte, findet zwischen diesen Buchdeckeln alles, um sich ein stabiles Fundament für die berufliche Zukunft zu schaffen. Die Erläuterungen gehen über das bloße Informieren über Verbote hinaus. Sie zeigen Ihnen, wie Sie mit sinnvollen Schritten innerhalb der vielen Vorschriften zurechtkommen. Dass sich die Aufmerksamkeit für solche Äußerlichkeiten lohnt, habe ich bei der Beratung von Heilern in meiner aktiven Zeit beim Dachverband Geistiges Heilen e. V. (DGH) oft genug beobachten können. In diesem Sinne wünsche ich allen Lesern, die das Ende des Buches erreichen, ruhigen Gewissens »guten Flug«!

Dr. jur. Bernhard Firgau

Teil I
Berufung und Beruf –
Chancen, Möglichkeiten und Grenzen

1. Einleitung – Warum und für wen das Buch entstand und von wem es geschrieben wurde.

Immer mehr Menschen engagieren sich in sogenannten alternativen Gesundheitsberufen, in neuen beratenden und lehrenden Berufen. Die Motive hierfür sind vielfältig. Bei genauerer Betrachtung jedoch zeichnen sich einige charakteristische Schwerpunkte ab, die oft miteinander in Kombination zu finden sind.

Viele Menschen wurden im Laufe ihres Lebens mit den Grenzen der modernen Schulmedizin konfrontiert – entweder infolge eigener Erkrankungen, persönlicher Lebenskrisen oder der Begleitung von Angehörigen, oder auch als Ärzte, Schwestern, Pfleger und Therapeuten, die mehr wollen als eine »standardisierte Schnellabfertigung von Patienten« nach einem vorgeschriebenen Abrechnungsmodus von Krankenkassen oder ohne eine ausreichende Möglichkeit der individuellen Behandlung oder der rein menschlichen Zuwendung.

Die meisten aus dieser großen Gruppe setzen sich über längere Zeiträume immer wieder aufs Neue mit der Frage auseinander, ob es nicht noch andere Möglichkeiten als die offiziell anerkannten Methoden gibt und gelangen so zu neuen beruflichen Zielen.

Andere sind unzufrieden mit dem, was sie bislang beruflich tun, für gewöhnlich als »abhängig Beschäftigte« in Angestelltenverhältnissen, mitunter in ungeliebten Berufen, und suchen nach Möglichkeiten, ihre Vorstellungen auf anderen Gebieten zu verwirklichen.

Wieder andere sehen in der Hinwendung zu »alternativen« Gesundheitsberufen eine Möglichkeit, aus der Arbeitslosigkeit herauszukommen und
»nebenher« anderen und sich selbst Gutes zu tun.

Gemeinsam ist all diesen Menschen für gewöhnlich ihr großes, ehrliches
Bedürfnis, anderen Menschen helfen zu wollen. Einige jedoch versuchen
auch, über das »Anderen-Helfen«, sich und das eigene Selbstwertgefühl
aufzuwerten, Anerkennung, Aufmerksamkeit und Achtung von außen zu
erhalten – ob dies nun bewusst oder unbeabsichtigt so ist, sei völlig dahin-
gestellt. Und ja, es gibt auch jene, die meinen, ohne langwierige Berufsausbildung und allgemein verbindliche Prüfungen als Heiler, Medium oder
Berater leicht und schnell Geld verdienen zu können.

Warum steht »alternativ« hier eigentlich in Anführungszeichen?

Alternative Heilmethoden, wie wir sie verstehen, bedeuten im positiven
Sinne eine Alternative zu klassischen schulmedizinischen Methoden, also
im Sinne einer Wahlmöglichkeit für Patienten. Alternativ bedeutet für uns
Autoren nicht ein Entweder-Oder, gut oder schlecht. Jede Heil- und Behandlungsmethode hat ihre Berechtigung! Das gilt für die vielfältigen Möglichkeiten der klassischen Schulmedizin ebenso wie für anthroposophische
Medizin, für Naturheilkunde, Geistheilung, Kinesiologie, Psychotherapie
und jede andere der zahlreichen Arbeitsweisen.

Jeder Mensch ist einzigartig, lebt in einer individuellen Situation, hat spe-
zielle Ansichten und Bedürfnisse. Wenn wir uns alternativen Heilweisen
und Beratungsmethoden zuwenden und diese im ganzheitlichen Sinne
praktizieren wollen, sind gegenseitige Akzeptanz und Achtung die Grund-
voraussetzungen für diese Arbeit.

Ein Heiler ist nicht ein besserer Arzt und schon gar nicht automatisch ein
besserer Mensch. Wer von anderen respektiert und anerkannt werden
möchte, muss anderen Menschen eben diesen Respekt entgegenbringen.
Ganzheitlich bedeutet nun einmal, den vielseitigen Bedürfnisse von Men-

schen auf der körperlichen, der psychischen, der geistigen und der seelischen Ebene zu entsprechen.

Dieses Buch soll all jenen Anregung und Hilfestellung sein, die sich mit dem Gedanken daran beschäftigen, ihren Wunsch, anderen Menschen auf den Gebieten Gesundheit oder Lebensgestaltung zu helfen, zum Beruf zu machen. Es soll Anregungen auch für jene geben, die sich bereits beruflich selbstständig gemacht haben und deren Praxis möglicherweise nicht so läuft, wie sie es sich vorstellen und wie es nötig wäre.

Wegschauen und Weglaufen, Traumtänzereien funktionieren nicht. Wer sich als Heiler, Heilpraktiker, Berater oder auch als spiritueller Lehrer beruflich selbstständig machen will und diesen Beruf auch erfolgreich ausüben möchte, kommt nicht umhin, sich auch mit Themen auseinanderzusetzen, die auf den ersten Blick mit den eigentlichen beruflichen Träumen und Wünschen nichts zu tun haben: mit Geld, rechtlichen Gegebenheiten und Vorschriften, Versicherungen und Steuerzahlungen u.v.a.m.
Schließlich ist es doch so: Wer sein eigenes Leben einigermaßen geordnet hat, wer in sich selbst einigermaßen stabil ist, der kann anderen Menschen viel besser und effektiver helfen. Die größere Glaubwürdigkeit gegenüber Hilfesuchenden kommt hinzu. Was ist schon ein Ratgeber und Berater, der gemeinsam mit seinem Klienten darüber jammert, wie ungerecht doch die Welt ist und wie schwer doch das Leben mit wenig Geld ist …

Die Autoren dieses Buches sind Verona Gerasch und Thomas Hanke. Kennengelernt haben wir uns bei einem Heilertreffen als Mitglieder im Dachverband Geistiges Heilen e. V.

Ich, Verona Gerasch, bin von Haus aus Journalistin. In der DDR, in einer atheistischen Familie aufgewachsen, hatte ich mit Religion oder Gott nicht

»viel am Hut« und gab mir viele Jahre redlich Mühe, eine gute Kommunistin zu werden. So richtig hat das allerdings nicht funktioniert.

Es war sehr schmerzhaft für mich, den Zusammenbruch der DDR erleben zu müssen – für mich selbst gleichbedeutend mit dem Zusammenbruch meines scheinbar so fest gefügten Weltbildes. Gefühle der Entwurzelung und der Ohnmacht sowie auch Selbstzweifel verstärkten damals körperliche und psychische Symptome, die bereits früher entstanden waren. Trotz des ehrlichen Engagements von Ärzten und Therapeuten stieß ich an die Grenzen der Schulmedizin. Durch eine kompetente, naturkundlich orientierte Ärztin angeregt, die mir nachhaltig sehr half, begann ich, mich auf neue Art mit Ursachen und Wirkungen auseinanderzusetzen. Später begegnete ich bei einer Heilpraktikerin einem Geistheiler, der mir zu meiner Verblüffung effektiv half. Als »Ratio-Mensch« begann ich neugierig, aber vorsichtig, das Thema Spiritualität zu entdecken. Schrittweise, in Jahren, entstanden in mir eine andere Sicht auf die Welt, neue Einsichten und Ansichten. Schließlich absolvierte ich mehrere Ausbildungen in geistigem Heilen und in ganzheitlicher Lebensberatung. Von 2004 bis 2008 war ich im Dachverband Geistiges Heilen e. V. im Vorstand für den Bereich Öffentlichkeitsarbeit zuständig, betreute die Mitgliederzeitung und andere Publikationen des DGH.

»Blauäugig«, ohne Startkapital und als alleinerziehende Mutter hatte ich mich 2002 in meinem bürgerlichen Beruf selbstständig gemacht, kombinierte dies später mit dem Heilen und der Lebensberatung. Derzeit konzentriere mich auf das Publizieren, das Coachen und die Wissensvermittlung.

Am eigenen Leibe sowie durch die Bekanntschaft mit zahlreichen Heilern, Heilpraktikern und anderen »Alternativtherapeuten« wurde mir immer wieder vor Augen geführt, wie wichtig es ist, bodenständiges, alltagstaugliches »Rüstzeug« auch für den Beruf zu kennen. Nicht wenige Menschen scheitern in ihrem Traumberuf, manövrieren sich in schwierigste Lebenssituationen, gerade weil sie beim »Helfen-Wollen« die Augen vor den Gesetzen des Lebens und somit vor den Gesetzen der Marktwirtschaft, ja sogar vor dem bürgerlichen Recht verschließen – vor der Welt, in der wir nun einmal leben. Die gute Absicht und Wunschdenken, aber auch die Einstellung, dass die »geistige Welt« schon für uns sorgen wird, nutzen da wenig. Zuerst müssen wir lernen, für unser Leben selbst zu sorgen – Hilfe durch andere kann dies nur unterstützen. Auch ich selbst habe das lernen müssen – mal mehr und mal weniger freiwillig.

Seit einigen Jahren gebe ich deutschlandweit Seminare zu Möglichkeiten der Öffentlichkeitsarbeit für die benannten Berufsgruppen. Die große Nachfrage und die während der Workshops entstehenden Diskussionen zeigen mir immer wieder, wie wichtig es ist, mit beiden Beinen im Leben und auf der Erde zu stehen – sei dies als Heiler, als Heilpraktiker, als Kinesiologe, als Ernährungsberater oder als Medium. Dies ist meine persönliche Motivation, dieses Buch zu schreiben. Die mittlerweile gewachsene Freundschaft mit Thomas Hanke, der nach wie vor hauptberuflich Unternehmensberater ist, machte es möglich, das Thema Existenzgründung – Existenzsicherung auf ein breites, solides Fundament zu stellen und die Thematik der Öffentlichkeitsarbeit hierin einzubinden.

Nun möchte ich mich Ihnen vorstellen: Ich, Thomas Hanke, bin Bankkaufmann (IHK), Dipl. Bankbetriebswirt (ADG), Rating-Advisor (IHK), Unternehmensberater für kleine und mittelständige Unternehmen, Mitglied in verschiedenen Unternehmens- und Beratungsverbänden und Vereinen (RKW, IBWF, BVMW etc.), ehrenamtlicher Friedensrichter einer großen Kreisstadt und ausgebildeter Lebensberater und »Anerkannter Heiler DGH e. V.« Geboren und aufgewachsen bin ich als ältestes von drei Kindern in einer evangelischen Familie im katholischen Bayern. Religion und Gott spielten in meiner Familie schon immer eine Rolle, insbesondere in dem Spannungsfeld zwischen dem evangelischen und dem katholischen Glauben. Ich durfte bereits in der Schule lernen, mich als gläubiger »Außenseiter«, z. B. im Religionsunterricht, durchzusetzen und meine Standpunkte zu behaupten.

Schon in Kinder- und Jugendjahren kamen oft Freunde, Bekannte und teilweise sogar fremde Leute zu mir, um mir von ihren Sorgen und Problemen zu erzählen und sich sogar einen Rat zu holen. In jungen Jahren konnte ich mit diesen Tatsachen noch nicht so recht umgehen, manchmal war es mir sogar lästig. Auch hatte ich bereits früh erste Erfahrungen mit Spiritualität und Medialität gemacht, doch auch diese konnte ich noch nicht richtig einordnen.

Aus beruflicher und persönlicher Neugier zog ich Anfang 1991 in die neuen Bundesländer, nach Sachsen. Dort lernte ich auch meine Lebensgefährtin kennen. Beruflich lief alles bestens und »nach Wunsch«. »Ein Traum«, dachte ich. Erst das massive Einsetzen von körperlichen und psychosomatischen Symptomen zeigte mir sehr deutlich, dass eben nicht alles wunderbar und in Ordnung war. Durch eine Fügung lernte ich einen Arzt kennen, der im Bereich der Osteopathie tätig war. Im Rahmen der Behandlungen musste ich mich auch mit der Thematik von Ursache und Wirkung auseinandersetzen. In diesem Zusammenhang begann ich langsam, meine Fähigkeiten und die dahinterliegenden Mechanismen zu erkennen und zu verstehen. Aus vielen Erkenntnissen heraus entschied ich mich dann für eine Ausbildung in geistigem Heilen und in ganzheitlicher Lebensberatung. Seit 2008 bin ich im Dachverband Geistiges Heilen e. V. im Vorstand als Leiter der Ethik-Kommission tätig.

Teilweise parallel zu dieser Entwicklung tauschte ich das scheinbar sichere Angestelltenverhältnis in der Finanzbranche gegen die berufliche Selbstständigkeit des Unternehmensberaters, trennte mich nach 15 Jahren von meiner Partnerin und wechselte den Wohnort. Die frei gewordene »innere Kraft« zeigte sehr deutlich ihre Wirkungen.

Sehr schnell zeigte sich auch, wie hervorragend sich eine ganzheitliche Unternehmensberatung, die eben den Menschen in den Schwerpunkt der Arbeit setzt, am Markt etablieren lässt. In meiner inzwischen fast 25-jährige Tätigkeit im Bereich der Finanzen, der Betriebswirtschaft und des Unternehmertums zeigt sich bis zum heutigen Tage, wie wichtig dieses grundlegende »Rüstzeug« im Unternehmerwesen auch – und gerade – für therapeutische und »alternativtherapeutische« Berufe ist.

Seit Kurzem gebe ich deutschlandweit Seminare im Bereich der Existenzgründung, -festigung und -sicherung für alternative Gesundheitsberufe sowie Seminare für Praxismanagement und -marketing. Hierbei ergänzen Verona und ich uns hervorragend, wir sind mittlerweile ein richtig gutes Team.

Ihnen kompetentes Rüstzeug zum Bestehen in der Marktwirtschaft zu geben ist meine persönliche Motivation, an diesem Buch mitzuwirken. Die gewachsene Freundschaft mit Verona Gerasch, ihre fachlichen und gleichzeitig sozialen Kompetenzen machen die ganzheitliche Betrachtungsweise dieses doch komplexen Themas auf wunderbare Weise möglich.

Wir, die Autoren, möchten Sie darauf hinweisen, dass die Gesetztestexte und Gerichtsurteile, die Sie im Anhang nachschlagen können, noch nach dem Regelwerk der alten Rechtschreibung verfasst wurden.

2. Berufung und Beruf

Wenn Sie darüber nachdenken, in einen alternativen Gesundheits- oder Beraterberuf zu wechseln, sollten viele Aspekte in diese Überlegungen einbezogen werden. Prüfen Sie selbstkritisch Ihre Beweggründe und Ihre Motive. Wägen Sie das Für und Wider ab. Nehmen Sie sich Zeit, Entscheidungen zu treffen. Lassen Sie sich von kompetenten Fachleuten beraten. Besprechen Sie Ihr Vorhaben mit Ihrem Lebenspartner und mit der Familie. Bereiten Sie Ihren Einstieg in die berufliche Selbstständigkeit vor.

Haben Sie über verschiedene berufliche Richtungen nachgedacht? Sagt Ihnen die Naturheilkunde oder das spirituelle, geistige Heilen zu? Entspricht Ihren Vorstellungen eher die moderne psychologische Beratung oder die spirituelle Lebensberatung? Wollen oder können Sie vielleicht verschiedene Wissensgebiete miteinander verknüpfen?
Weshalb wollen Sie Heiler oder Heilpraktiker werden? Sehen Sie Ihren Wunschberuf als Ihre Berufung und wenn ja, warum? Wollen Sie Hilfesuchenden eine Alternative zu anderen Heilmethoden anbieten oder wollen Sie zeigen, dass »Ihre« Heilmethode besser oder nützlicher ist als andere? Sind das geistige Heilen oder die mediale Arbeit für Sie ein gutes Mittel zur Selbstheilung und Selbsterkenntnis, eine gute Möglichkeit, Familienmitgliedern, Freunden und Bekannten zu helfen? Oder ist es ein Hobby, dass nun zum Beruf werden soll?
Sollen »alternative« Heilweisen Ihren Beruf als Krankenschwester, Altenpfleger, Physiotherapeut oder Arzt ergänzen und dessen Möglichkeiten erweitern?

Menschen, die einen anerkannten Heil- oder Heilhilfsberuf ausüben, haben umfangreiche Ausbildungen mit vorgeschriebenen Mindestinhalten erfolgreich absolviert.

Wenn Sie sich – ob nun mit oder ohne eine medizinische Fachausbildung – in einem alternativen Gesundheitsberuf selbstständig machen wollen, haben Sie ausreichend Kenntnisse hierfür? Wenn Sie als Heiler oder als Lebensberater tätig werden wollen – beherrschen Sie die Gesprächsführung mit Klienten? Haben Sie die Grundlagen, um mit Schwerkranken, vielleicht sogar mit Sterbenden und deren Angehörigen umgehen zu können? Wie weit sind Grundlagen der Psychologie für Ihren künftigen Beruf notwendig? Kennen Sie die rechtlichen Grundlagen, um eine Praxis zu führen?

Haben Sie sich intensiv mit dem Unterschied zwischen Mitleid und Mitgefühl auseinandergesetzt? Gelingt es Ihnen, sich emotional abzugrenzen oder machen Sie die Probleme von Klienten zu den eigenen? Wie sieht es aus mit Ihrem Bedürfnis, anderen zu helfen, auch wenn diese dankend ablehnen oder Ihre Ratschläge nicht annehmen wollen? Oder im Klartext: Haben Sie Ihr »Helfersyndrom« im Griff?

Gute Ausbildungen vermitteln solche grundlegenden Zusammenhänge und das nötige Handwerkszeug. Innerhalb eines Wochenendkurses ist das nicht zu machen. Gute Ausbildungen vermitteln unserer Ansicht nach nicht nur einen bestimmten Behandlungsablauf, eine bestimmte Technik oder Therapiemöglichkeit, sondern geben der Persönlichkeitsentwicklung der künftigen Absolventen einen entscheidenden Raum, vermitteln ganzheitlich-lebenspraktische Zusammenhänge von der Rechtslage bis zum Umgang mit Hilfesuchenden. Seriöse Ausbildungen sind deshalb oft mehrstufig und werden über Monate verteilt, auch um den Teilnehmern die Gelegenheit zum Reflektieren, zum Trainieren und zum Ausprobieren des Gelernten zu geben.

Dies führt zur nächsten überlegenswerten Frage: Wie viel Erfahrung haben Sie? Nicht umsonst sprechen wir vom Erfahrungsschatz. Die beste Ausbildung allein kann dies nicht vermitteln. Wichtige, unersetzliche Erfahrungen sammeln wir im Alltag, im Gespräch und während der Behandlung verschiedener Menschen, also durch das Tun. Viele Menschen beginnen deshalb bereits während ihrer Ausbildung mit dem Praktizieren – innerhalb der Familie oder im Freundeskreis.

Was sagt Ihr Mann oder Ihre Frau zu Ihrem Vorhaben der Existenzgründung? Haben Sie Unterstützer im Freundeskreis? Natürlich können wir – zumindest eine Zeit lang – auch Missbilligung für das eigene Tun oder gar Häme aushalten, angenehmer und kraftsparender jedoch ist es, wenn der Partner zumindest offen für das Vorhaben ist und unterstützend zur Seite steht. Wirkliche Freunde sagen nicht nur »Ja« und »Toll«, sondern dürfen mit kritischen Fragen auch beim Nachdenken helfen. Entscheidungen zu treffen, kann Ihnen jedoch niemand abnehmen.

2.1 Sind Sie für die Selbstständigkeit »gemacht«?

Vielleicht haben Sie mittlerweile den Eindruck erhalten, dieses Buch würde Sie von einer Existenzgründung abhalten wollen. Das ist aber nicht der Fall. Sich beruflich selbstständig zu machen, ist jedoch ein Schritt, der Folgen für Ihr gesamtes Leben hat. Auch wenn wir nicht alle Eventualitäten bedenken und planen können oder es auf manche Fragen keine Antwort gibt, bevor wir den entscheidenden Schritt getan haben – Nachdenken und eine gute Vorbereitung sind sicher förderlich für dieses Unternehmen.

Dazu gehört auch die Auseinandersetzung mit der Frage, ob man selbst für die berufliche Selbstständigkeit »gemacht« ist.

Ein »Ja« oder »Nein« als Antwort ist weder ein positives Merkmal eines Menschen noch ein Makel. Wir Menschen sind schlichtweg verschieden.

Wer als Angestellter mit Kollegen oder dem Chef nicht glücklich ist, verbesserungswürdige Arbeitsabläufe sieht, gar mit Mobbing konfrontiert ist oder einen Beruf ausübt, der ihm keine Freude macht, träumt manchmal davon, sein eigener Chef in einem anderen, viel interessanteren beruflichen Umfeld zu sein. Doch machen Sie sich auch folgende Zusammenhänge deutlich: Als Angestellte erhalten Sie normalerweise regelmäßig den vereinbarten Lohn. Der Arbeitgeber trägt einen beträchtlichen Anteil an den sogenannten Sozialkosten, wozu auch die Krankenversicherung gehört. Im Falle einer Krankheit erhalten Sie Lohnfortzahlung vom ersten Krankheitstag an. Wenn Sie Urlaub machen oder an gesetzlichen Feiertagen Ihre Freizeit verbringen, läuft Ihr Gehalt weiter. Selbst als Empfänger von Arbeitslosengeld sind Sie grundsätzlich abgesichert. Der Arbeitgeber ist dafür zuständig, für Aufträge und Kunden zu sorgen. Er stellt Ihnen den eingerichteten Arbeitsplatz zur Verfügung. Und so weiter …

Wenn Sie sich hauptberuflich selbstständig machen, sind Sie für alles selbst zuständig, spätestens wenn eventuelle staatliche Förderungen ausgelaufen sind. Sind Sie bereit dazu?

Selbstständige, die geschäftlich erfolgreich sind, haben oft eine viel längere Wochenarbeitszeit als Angestellte. Wenn das Geschäft oder die Praxis gut läuft, sind oft Abend- und Wochenendstunden dazu da, um Büroarbeiten von Buchhaltung bis Materialbestellung zu machen. »Selbstständigkeit kommt von selbst und ständig« bekommt man in vielen Existenzgründerseminaren zu hören. Da ist etwas dran. Als Selbstständiger tragen Sie sämtliche Kosten von der Kranken- und Pflegeversicherung bis zur Altersvorsorge selbst. Und seien Sie ehrlich zu sich: Auch Heilpraktiker und Heiler können krank werden und dann medizinische Hilfe nötig haben. Fragen Sie doch einmal nach, was eine Blutuntersuchung im Labor oder eine Röntgenaufnahme kostet …

Als Selbstständiger sollten Sie Rücklagen bilden für Zeiten, in denen vielleicht kein zahlender Kunde kommt, in denen Sie Urlaub machen möchten oder womöglich tatsächlich krank sind. (Beide Autoren kennen kaum ei-

nen Selbstständigen, der es sich leistet oder leisten kann, eine Art Lohnfortzahlung vom ersten Krankheitstag an zu versichern.) Ein paar kleine
Rücklagen wären klasse, denn wenn Sie aus dem – vielleicht vom Munde
abgesparten – Urlaub kommen, ist schon wieder die nächste Monatsmiete,
der Krankenversicherungsbeitrag oder die Steuervorauszahlung fällig. Und
wer nicht zahlt, fliegt in sehr absehbarer Zeit raus – aus der Wohnung oder
der Praxis ebenso wie aus der Krankenversicherung. Und das Finanzamt
sitzt garantiert auch am »längeren Hebel« als Sie.

Sind Sie bereit, für all diese Dinge selbst zu sorgen? Sind Sie der Typ
Mensch, der auch mal eine »Durststrecke« überstehen kann? Sind Sie bereit, die volle Verantwortung auch für Ihr Einkommen zu übernehmen, sich
um Kundschaft und um Buchhaltung zu kümmern?

Wenn Sie auf einige der bis hier aufgeworfenen Fragen noch keine Antwort wissen, hilft Ihnen vielleicht folgender Rat weiter: Starten Sie im Nebenberuf, beginnen Sie mit einer Teilzeit-Selbstständigkeit.

3. Nebenberufliche bzw. Teilzeit-Selbstständigkeit

Der nebenberufliche bzw. Teilzeit-Einstieg bietet ganz entscheidende und wichtige Vorteile:

Über das immer wiederkehrende Praktizieren von Heilbehandlungen und Beratungen werden Sie in Ihrem Tun sicherer, Sie werden sicherer im Umgang mit verschiedenen Menschen und deren individuellen Erwartungen, Bedürfnissen, Anforderungen und Wünschen. Sie lernen es, benötigte Behandlungs- und Beratungszeiten zu koordinieren und Terminplanungen einzuhalten. Sie werden herausfinden, wo Ihre Stärken und Schwächen, wo Ihre persönlichen Neigungen liegen und wo Sie noch Bedarf an zusätzlichen Informationen haben. Sie haben Gelegenheit, sich in die unvermeidliche Buchhaltung und Verwaltung sowie in die Arbeitsorganisation einzuarbeiten. Sie erarbeiten ein Nebeneinkommen, ohne die soziale Sicherheit einer Festanstellung oder die Unterstützung durch die Agentur für Arbeit aufgeben zu müssen. Sie haben die Chance, sich durch gute Arbeit, Zuverlässigkeit und Fleiß einen guten Ruf, einen Bekanntheitsgrad und einen »Kundenstamm« zu erarbeiten. Sie werden wahrscheinlich erst durch das regelmäßige Praktizieren Ihrer Behandlungen und Beratungen herausfinden, ob die vollberufliche Selbstständigkeit in einem alternativen Gesundheits- oder Beratungsberuf tatsächlich Ihr hauptberuflicher Schwerpunkt, Ihr Traumberuf, sein wird.

Von vornherein jedoch – sobald Sie über die kostenlosen Dienstleistungen im Familien- und Freundeskreis hinausgehen und Honorare verlangen oder Spenden annehmen – müssen Sie sich mit rechtlichen Gegebenheiten, mit

Gesetzen, mit Versicherungen und all den anderen Themen befassen, die in diesem Buch angesprochen werden.

Da Lebenssituationen ausgesprochen vielfältig sind, sollen im Folgenden nur grundlegende Informationen zu nebenberuflicher bzw. Teilzeit-Selbstständigkeit gegeben werden. Bitte machen Sie sich in jedem Falle selbst kundig, und lassen Sie sich individuell beraten.

3.1 Selbstständig im Nebenberuf – rechtliche Rahmenbedingungen

3.1.1 Nebenberufliche Tätigkeit als Arbeitnehmer, Angestellter oder Beamter

Grundsätzlich darf jeder Arbeitnehmer mehreren Beschäftigungen nachgehen, sofern sich diese zeitlich nicht überschneiden. Dennoch gibt es Einschränkungen für diese Nebentätigkeiten, sei es durch Gesetze, durch Arbeits- oder durch Tarifverträge.

Wenn Sie Arbeitnehmer sind, müssen Sie gewährleisten, dass Sie Ihrem Arbeitgeber auch die vereinbarte Leistung erbringen können. Ihre Leistungsfähigkeit darf nicht durch überproportionale Zeiterfordernisse oder sonstige Überbeanspruchung gemindert werden. Im Klartext: Sie müssen für Ihre vertraglich festgelegten Arbeitszeiten und Leistungen zur Verfügung stehen. Wiederholte Übermüdung oder eingeschränkte Flexibilität, z. B. in Bezug auf Schichtdienste oder Überstunden infolge von Nebenjobs, muss der Arbeitgeber zu Recht nicht hinnehmen.

Doch auch gegen andere Pflichten, die sich aus Ihrem Arbeitsvertrag ergeben, dürfen Sie nicht verstoßen. Wer während der Arbeitszeit mit eigenen Kunden Termine vereinbart, private Unterlagen kopiert, zu eigenen Zwecken E-Mail und Internet benutzt oder andere Arbeiten aus dem Nebenberuf während der Arbeitszeit unterbringen will, riskiert die fristlose Kündigung. Auch dürfen Sie ohne schriftliche Zustimmung Ihres Arbeitgebers keine wirtschaftliche Konkurrenz zu ihm aufbauen. Dies wäre zu beachten, wenn Sie beispielsweise in einer psychologischen Beratungspraxis angestellt sind und sich ihr Nebenberuf auf ganzheitliche Lebensberatung konzentriert.

Letztlich muss individuell geklärt werden, welche Nebentätigkeit in welchem Umfang vom Arbeitgeber gestattet werden muss.

Ob Sie Ihren Arbeitgeber von Ihrer Nebentätigkeit in Kenntnis setzen müssen und ob dieser die Nebentätigkeit genehmigen muss, ist von Gesetzen, Tarifverträgen und Arbeitsverträgen abhängig.

Beamte und Angestellte im Öffentlichen Dienst beispielsweise sind durch geltende Tarifverträge verpflichtet, Nebentätigkeiten rechtzeitig vor deren Aufnahme schriftlich anzuzeigen und genehmigen zu lassen. Auch in den meisten Arbeitsverträgen anderer gesellschaftlicher und wirtschaftlicher Bereiche lassen sich Formulierungen zur rechtzeitigen Anzeige- oder Informationspflicht und/oder zur Genehmigung durch den Arbeitgeber finden. Generell verbieten jedoch kann ein Arbeitnehmer die Aufnahme einer Nebentätigkeit in aller Regel nicht. Lassen Sie sich bitte rechtzeitig von einem kompetenten Arbeitsrechtsfachmann beraten, wenn Sie sich Ihrer Rechte und Pflichten als Arbeitnehmer nicht sicher sind.

In verschiedenen Situationen ist es von Ihnen gewünscht oder erforderlich, die Nebentätigkeit nicht auf die Freizeit nach dem Vollzeitjob zu reduzieren – vielleicht wollen Sie Ihre regelmäßige Arbeitszeit als Arbeitnehmer reduzieren, um mehr Zeit für den Aufbau Ihrer nebenberuflichen Tätigkeit zu haben. Einen »Anspruch auf Verringerung der Arbeitszeit« haben Arbeitnehmer nur ab einer bestimmten Betriebsgröße und soweit betriebliche Gründe ihrem Vorhaben nicht entgegenstehen. Wägen Sie für sich ab, ob und wann Sie Ihren Arbeitgeber auf eine Arbeitszeitverringerung ansprechen, wenn Sie Ihren Arbeitsplatz und die damit verbundene soziale Absicherung nicht gefährden wollen.

Eine Verringerung der Arbeitszeit können Sie übrigens frühestens nach sechs Monaten in Ihrem Arbeitsverhältnis »verlangen« und müssen Ihren Wunsch einschließlich des Umfangs der Verringerung mindestens drei Monate vor dem Termin der gewünschten Reduzierung bekannt geben. Für die abermalige Reduzierung von Arbeitszeiten zu einem späteren Zeitpunkt gelten wiederum Fristen und Regeln. Da Gesetze und Tarifverträge Veränderungen unterliegen, empfiehlt sich stets eine aktuelle Rechtsberatung.

3.1.2 Teilzeit-Selbstständigkeit beim Bezug von Arbeitslosengeld I oder Hartz IV

Grundsätzlich ist es während des Bezugs von Arbeitslosengeld oder auch Hartz IV erlaubt, ein Nebeneinkommen zu erwirtschaften und zwar unabhängig davon, ob nun aus selbstständiger Tätigkeit oder aus abhängiger Beschäftigung. In jedem Falle müssen Sie der Agentur für Arbeit die Aufnahme einer Tätigkeit vor (!) deren Beginn melden. Ein ganz entscheidendes Kriterium ist der zeitliche Umfang Ihrer Nebentätigkeit. Beträgt dieser Zeitumfang weniger als 15 Stunden pro Woche, gelten Sie weiterhin für den Arbeitsmarkt und somit für die Arbeitsvermittlung als verfügbar, Ihr grundsätzlicher Anspruch auf Arbeitslosengeld wird nicht berührt. Übersteigt die Arbeitszeit pro Woche diese Grenze von 15 Stunden, wird es kritisch. Dies betrifft nicht nur »regelmäßige Arbeitszeiten«, sondern kann auch bei gelegentlichen Zeitüberschreitungen eine Rolle spielen. Für Hartz IV-Empfänger gibt es eine solche Stundenregel derzeit nicht.

In jedem Falle jedoch werden Gewinne aus der selbstständigen Tätigkeit ebenso wie Lohneinkünfte auf die Höhe der Leistungen der Agentur für Arbeit angerechnet. Bei der Höhe der Einnahmen zu »mogeln«, ist nicht nur rechtswidrig – es bringt gar nichts. Sie müssen auf Verlangen der Arbeitsagentur Ihre Steuererklärungen für Zeiten des Leistungsbezuges nachweisen. Außerdem arbeiten Arbeitsagenturen und Finanzämter zusammen. Auch nach Jahren kann die Agentur für Arbeit, wenn sie unrichtige Angaben bemerkt, zu viel gezahlte Leistungen zurückfordern.

Die Regelungen bezüglich Nebeneinkommen und Anrechnung von Einnahmen/Gewinnen sind für Nicht-Fachleute relativ kompliziert, sodass sich die rechtzeitige persönliche Beratung mit der Arbeitsagentur dringend empfiehlt.

3.1.3 Teilzeit-Selbstständigkeit während der Elternzeit

Wer Elternzeit in Anspruch nimmt, verbleibt rechtlich in seinem Angestelltenverhältnis. Die unter 3.1.1 genannten Erfordernisse der Anzeige-, In-
formations- und Genehmigungspflichten bleiben also ebenfalls bestehen.
Zudem gibt es zeitliche Beschränkungen auf aktuell maximal 30 Stunden
pro Woche. Wer nicht mehr als fünf Kinder als Tagespflegeperson betreut,
darf unter Umständen auch mehr arbeiten.

Während des Bezugs von Erziehungsgeld muss die Ausübung eines Nebenerwerbs der Erziehungsgeldstelle mitgeteilt werden. Gewinne aus dieser Tätigkeit werden angerechnet und können Erziehungsgeld-Ansprüche
verringern oder sogar ausschließen, da das Erziehungsgeld nach aktueller
Rechtslage einkommensabhängig ist. Für das Elterngeld sind die Voraussetzungen ähnlich.

Für diese wie für alle anderen die Rechtslage betreffenden Informationen
in dem vorliegenden Buch gilt: Lassen Sie sich individuell und aktuell von
einem entsprechenden Fachmann beraten.

4. Möglichkeiten der Förderung von Existenzgründungen

4.1 Beratungsförderung

Sich selbstständig zu machen ist eine mutige Entscheidung, die Respekt verdient. Der vor Ihnen liegende Weg wird nicht unbedingt einfach sein. Selbstständigkeit – das bedeutet, wie schon gesagt, nicht nur, sein eigener Chef zu sein, sondern eben auch, alles selbst in die Hand zu nehmen. Je mehr Sie also wissen, desto fundierter ist Ihre Entscheidung. So ist es von Vorteil, mit Leuten zu sprechen, die das Terrain der Existenzgründung genau kennen, denn nicht immer ist der kürzeste Weg auch der schnellste oder gar der sicherste.

Nehmen Sie sich also vor der Existenzgründung die Zeit, die Sie brauchen, um Ihre Selbstständigkeit mit Umsicht und Sorgfalt zu planen. Suchen Sie das Gespräch mit erfahrenen Fachleuten. Das können Berater von Industrie- und Handelskammern oder Handwerkskammern, aber auch Bank-, Unternehmens- oder Steuerberater sein.

Die Präsentation Ihrer Geschäftsidee vor einem Berater Ihrer Wahl ist die erste kleine Prüfung, wie überzeugt und sicher Sie selbst hinter Ihrer Idee stehen. In einzelnen Bundesländern können Existenzgründer vor der Anmeldung ihres Gewerbes staatliche Fördermittel zur Kostenminimierung für die Beauftragung eines qualifizierten Gründungsberaters erhalten, der sie bei der Vorbereitung des Schrittes in die Selbstständigkeit unterstützt und begleitet.

Sie können sich allerdings telefonisch unverbindlich zu Fragen der Existenzgründung informieren bei:

Bundesministerium für Wirtschaft und Technologie (BMWi)
Mittelstand / Existenzgründung: 01805/615-001 (gebührenpflichtig)
Montag bis Donnerstag von 08:00 bis 20:00 Uhr
Freitag von 08:00 bis 12:00 Uhr

KfW-Mittelstandsbank
Infocenter Existenzgründung: 01801/241124 (gebührenpflichtig)
Montag bis Freitag von 07:30 bis 18:30 Uhr

Beide Institutionen bieten auf ihren Homepages umfangreiche Informationen und Download-Möglichkeiten rund um die Existenzgründung an.

Nach erfolgter Existenzgründung, also z. B. nach der Gewerbeanmeldung und ersten geschäftlichen Aktivitäten, unterstützt die KfW-Mittelstandsbank im Rahmen der Mittel des Europäischen Sozialfonds für Deutschland (ESF) externe Beratungsleistungen durch das umfassende Programm »Gründercoaching Deutschland«.

Im Rahmen dieses bewährten Coaching-Prinzips betreut und begleitet ein qualifizierter Unternehmensberater das junge Unternehmen bzw. die erfolgte Existenzgründung. Das Programm wird bundesweit angeboten. Dabei beträgt das maximal förderfähige Berater-Tageshonorar (netto) 800 Euro. Ein Tagewerk umfasst acht Zeitstunden. Insgesamt werden höchstens 6 000 Euro (netto) Beraterhonorar gefördert.

Bezogen auf diese förderfähigen Kosten können Unternehmen folgende Zuschüsse erhalten:

- 75% in den neuen Bundesländern (incl. der »Phasing Out«-Region Lüneburg)
- 50% in den alten Bundesländern, einschließlich Berlin

Seit 1. Oktober 2008 wird dieses Programm durch den Baustein Zuschuss für Gründungen aus der Arbeitslosigkeit erweitert. Hier können Existenzgründer gefördert werden, die vorher arbeitslos waren. Der Zuschuss wird dabei für Expertenhilfe gezahlt, wenn diese innerhalb des ersten Jahres nach der Gründung in Anspruch genommen wird. Der Zuschuss hierbei beläuft sich auf höchstens 3 600 Euro, wenn das Beratungshonorar (netto) nicht mehr als 4 000 Euro beträgt (= 90% Förderung). Auch hier dürfen jedoch pro Tag nicht mehr als 800 Euro (netto) berechnet werden.

Dieses Programm hat die bisherige Coaching-Förderung der Arbeitsagentur, ebenfalls im Rahmen der Mittel des Europäischen Sozialfonds für Deutschland (ESF), ersetzt. Informationen über die Beantragung bzw. Antragsformulare können der Internetseite der KfW-Mittelstandsbank entnommen werden.

4.2 Finanzierungsförderung

4.2.1 Existenzgründung aus der Arbeitslosigkeit heraus

Ein Großteil von Existenzgründungen aus der Arbeitslosigkeit wird über die Arbeitsagentur bzw. ARGE gefördert. Dabei kann es für ALG 1-Empfänger einen Gründungszuschuss und für ALG 2-Empfänger das Einstiegsgeld geben. Je nach Leistungsbezug ist der Zuschuss bei der Arbeitsagentur bzw. ARGE zu beantragen. Voraussetzungen sind dabei immer,

• dass ein Leistungsbezug vorliegt, Sie also ALG-berechtigt sind,

• dass durch den Existenzgründer ein Businessplan erarbeitet wurde und

• dass die Selbstständigkeit im Haupterwerb aufgenommen werden soll.

Bei beiden Förderprogrammen sind etliche Formalitäten notwendig. Erst wenn alle geforderten Unterlagen zusammengestellt und abgegeben sind, wird mit der Bearbeitung der Fördermittelanträge begonnen. Wichtig ist hierbei für gewöhnlich auch, dass entsprechende Anträge vor Beginn der selbstständigen Tätigkeit gestellt und bewilligt worden sind. Es empfiehlt sich also die rechtzeitige Information bei der jeweiligen Leistungsstelle.

4.2.1.1 Gründungszuschuss

Der Gründungszuschuss ist das Instrument der Arbeitsagentur, mit dem eine Existenzgründung im Haupterwerb aus dem ALG 1 unterstützt wird. Außer dem Personenkreis der ALG 1-Bezieher können zudem Arbeiter und Angestellte im Haupterwerb diese Förderung beantragen, wenn ein Anspruch auf ALG 1 im Fall einer Arbeitslosigkeit bestehen würde. Hier ist jedoch die Thematik der Sperrfrist bei Eigenkündigung zu beachten. Sollte diese ausgesprochen werden, besteht während dieser Zeit kein Anspruch auf Leistung durch die Agentur für Arbeit. Der Gründungszuschuss kann in diesem Falle also erst im unmittelbaren Anschluss an diese Sperrfrist in voller Höhe gezahlt werden. Die Höhe des monatlichen Gründungszuschusses setzt sich aus dem ALG 1 zzgl. pauschalen 300 Euro zusammen. Damit erhält der Existenzgründer über einen Zeitraum von neun Monaten eine Unterstützung zur Deckung seiner Lebenshaltungskosten und Aufwendungen für Versicherungen. Sind die Voraussetzungen gegeben, können im Anschluss auf Antrag weitere 300 Euro monatlich über einen Zeitraum von bis zu sechs Monaten bewilligt werden. Sämtliche Antragsformulare für den Gründungszuschuss erhalten Existenzgründer bei der zuständigen Bundesagentur für Arbeit.

4.2.1.2 Einstiegsgeld

Existenzgründungen aus dem ALG 2 werden durch das sogenannte Einstiegsgeld unterstützt. Grundsätzlich ist die Höhe des Einstiegsgeldes eine Ermessensleistung, wobei sowohl die vorherige Dauer der Arbeitslosigkeit als auch die Größe der »Bedarfsgemeinschaft«, in welcher der Existenzgründer lebt, berücksichtigt werden. Vereinfacht gesagt setzt sich das Einstiegsgeld meist aus dem ALG 2 zzgl. pauschalen 50% des ALG 2 zusammen. Darüber hinaus kann, je nach Ermessen, der Zuschuss um weitere 10% für jede in der Bedarfsgemeinschaft (Familie) lebende Person erhöht werden. Über einen Zeitraum von zunächst meist sechs Monaten erhält der Existenzgründer damit eine Unterstützung zur Deckung seiner Lebenshaltungskosten. Die Aufwendungen für die Sozialversicherung übernimmt während des Bezuges des Einstiegsgeldes die Arbeitsgemeinschaft der Bundesagentur im Rahmen einer Pflichtversicherung. Sind die Voraussetzungen der Bedürftigkeit und die Aussicht auf unternehmerischen Erfolg der Existenzgründung gegeben, können nach den sechs Monaten auf Antrag weitere Bewilligungszeiträume folgen. Es wird jedoch während des Bezugszeitraumes ein Großteil der erwirtschafteten Gewinne gegengerechnet, weshalb buchhalterische und steuerliche Betreuung unbedingt zu empfehlen ist. Sämtliche Antragsformulare für das Einstiegsgeld erhalten Existenzgründer bei der zuständigen Arbeitsgemeinschaft (ARGE).

4.2.2 Öffentliche Darlehen

Die sogenannten öffentlichen Darlehen werden zwar von der KfW-Mittelstandsbank angeboten, beantragt werden müssen diese Darlehen aber bei der Hausbank. Dort können Sie sich auch entsprechend beraten lassen. Es sollte Ihnen aber bewusst sein, dass die Hausbank lieber eigene Kredite vergibt als fremde, an denen sie nichts bzw. nicht viel verdient. Hinzu kommt die Thematik der Sicherheiten, die Sie der Bank anbieten können, um das Kreditrisiko für die Bank überschaubar zu machen.

Das Bankgespräch ist ein eigener Punkt, der in Teil V dieses Buches näher beleuchtet wird.

Die derzeit »gängigen« Förderdarlehen für Existenzgründungen sind:

- KfW-StartGeld: Kredite für Gründer, kleine Unternehmen und Freiberufler, deren Vorhaben nicht mehr als 50 000 Euro kostet und die weniger als drei Jahre am Markt tätig sind.
- ERP-Kapital für Gründung: Kredite für Gründer, kleine Unternehmen und Freiberufler, die eine nachhaltig tragfähige Existenz als Haupterwerb aufnehmen oder dies in den letzten zwei Jahren getan haben. Der Zinssatz des Darlehens wird dabei in den ersten ersten Jahren der Laufzeit aus Mitteln des ERP-Sondervermögens entsprechen vergünstigt.

In manchen Städten und Regionen gibt es weitere, speziell auf die Region zugeschnittene Förderdarlehen. Hierzu kann Ihnen Ihre jeweilige Hausbank entsprechend Auskunft geben.

Machen Sie sich jedoch zwei Tatsachen klar und erwägen Sie sorgfältig, ob Sie tatsächlich Kredite für Ihre Unternehmensgründung in Anspruch nehmen müssen:

1. Kredite müssen zuverlässig, pünktlich sowie mit Zins und Tilgung zurückgezahlt werden und erhöhen somit Ihre monatlichen Ausgaben. »Kredit« ist nur ein schöneres Wort für »Schulden«.
2. Aufgrund europäischer Vereinbarungen, wie »Basel II«, ist es für Existenzgründer und Jungunternehmer schwer, überhaupt kreditwürdig zu sein. Oder überspitzt gesagt: »Wer nichts hat (Sicherheiten, Eigenkapital), der bekommt von Banken für gewöhnlich auch nichts.«

5. Zusammenfassung von Teil I

Berufliche Selbstständigkeit in einem alternativen Gesundheits- oder Beratungsberuf kann eine sehr erfüllende und schöne Art der Berufstätigkeit sein. Sie können andere Menschen unterstützen, sich sozial engagieren, Ihr gesellschaftliches Verantwortungsbewusstsein leben und auch Ihren Lebensunterhalt mit dieser Tätigkeit verdienen.

Doch, wo Licht ist, ist auch Schatten. Bevor Sie sich für eine berufliche Selbstständigkeit entscheiden, hinterfragen Sie sich selbstkritisch zu Ihren persönlichen Voraussetzungen und Motiven für Ihre Entscheidung. Setzen Sie sich mit den gesellschaftlichen Gegebenheiten und mit Ihren eigenen Voraussetzungen auseinander. Erwägen Sie vor dem Schritt in die Vollzeit-Selbstständigkeit den Einstieg über den Nebenberuf. Lassen Sie sich beraten, ob für Sie Möglichkeiten der Förderung Ihrer Existenzgründung bestehen. Haben Sie den Mut und die Energie, sich auch mit Gesetzen und Versicherungen, mit »Bürokram« und Steuern auseinanderzusetzen. Wenn Sie sich für die haupt- oder auch nebenberufliche Tätigkeit entscheiden, kommen Sie auch um die folgenden Themen nicht herum.

Teil II
Gesundheits- oder Beraterberufe –
Unterschiede und Gemeinsamkeiten
aus rechtlicher Sicht

1. Freiberuf oder Gewerbe?
Was ist »Heilkunde« und was nicht?

Hier kommen wir zu einem sehr wichtigen Kapitel, denn bereits bei der Verwendung dieser juristischen Begriffe im Sinne des Gesetzgebers herrscht oft geradezu babylonische Verwirrung im alltäglichen Sprachgebrauch. Das falsche Verständnis und der falsche Gebrauch dieser Begriffe jedoch können zu ernsthaften Konsequenzen für den Einzelnen führen.

1.1 Selbstständigkeit

Grundsätzlich wird unterschieden zwischen abhängiger Beschäftigung (also: Arbeitnehmerverhältnis) und selbstständiger Tätigkeit. Es geht hier nicht um das persönliche Empfinden, als Erwerbstätiger frei oder unfrei zu sein.

1.2 Gewerbe und Freiberuf

Innerhalb derer, die beruflich selbstständig sind, unterscheidet man zwischen Gewerbe und Freiberuf. Dabei ist Gewerbe die Regel und Freiberuf eine im Bereich des Steuerrechts fest definierte Ausnahme von dieser Regel.

§ 18 Abs 1 Nr. 1 S. 2 EStG (Einkommensteuergesetz) enthält eine Aufzählung der wichtigsten »freien Berufe«:
»Zu der freiberuflichen Tätigkeit gehören die selbstständig ausgeübte wissenschaftliche, künstlerische, schriftstellerische, unterrichtende oder erzieherische Tätigkeit, die selbstständige Berufstätigkeit der Ärzte, Zahnärzte, Tierärzte, Rechtsanwälte, Notare, Patentanwälte, Vermessungsingenieure, Ingenieure, Architekten, Handelschemiker, Wirtschaftsprüfer, Steuerberater, beratenden Volks- und Betriebswirte, vereidigten Buchprüfer, Steuerbevollmächtigten, Heilpraktiker, Dentisten, Krankengymnasten, Journalisten, Bildberichterstatter, Dolmetscher, Übersetzer, Lotsen und ähnlicher Berufe.«

Freiberufliche Tätigkeiten werden im steuerrechtlichen Sinne in »Katalogberufe«, also die oben aufgezählten, beispielsweise den Arzt oder Rechtsanwalt, und in »Katalogberufen ähnliche Berufe« unterschieden. Der ähnliche Beruf muss dem Katalogberuf in allen Punkten entsprechen, d. h., er muss alle Wesensmerkmale eines konkreten Katalogberufes nahezu vollständig enthalten. So müssen beispielsweise Ausbildungen als Voraussetzungen für die jeweilige Berufsausübung vergleichbar sein.

Seit Juli 1998 wird dies durch § 1 Abs. 2 PartGG (Gesetz über Partnerschaftsgesellschaften Angehöriger Freier Berufe) ergänzt. Die Definition der Freien Berufe lautet hier:
»Die Freien Berufe haben im Allgemeinen auf der Grundlage besonderer beruflicher Qualifikation oder schöpferischer Begabung die persönliche, eigenverantwortliche und fachlich unabhängige Erbringung von Dienstleistungen höherer Art im Interesse der Auftraggeber und der Allgemeinheit zum Inhalt.«

Beginnen wir mit der näheren Betrachtung zu einer immer wieder auftauchenden Frage: Sind Heiler nun Freiberufler oder Gewerbetreibende?

2. Heilkunde und Heilberuf

Ärzte und Heilpraktiker zählt das EStG ausdrücklich auf. Heilpraktiker mit der Erlaubniseinschränkung Psychotherapie sind damit also inbegriffen. Und Heiler? Zählt geistiges Heilen zu den Heilberufen im Sinne des Gesetzgebers?

Nein!

»Ausübung der Heilkunde im Sinne dieses Gesetzes ist jede berufs- oder gewerbsmäßig vorgenommene Tätigkeit zur Feststellung, Heilung oder Linderung von Krankheiten, Leiden oder Körperschäden bei Menschen, auch wenn sie im Dienste von anderen ausgeübt wird.« (§ 1 HeilprG, Abs. 2)

»Wer die Heilkunde bisher berufsmäßig ausgeübt hat und weiterhin ausüben will, erhält die Erlaubnis nach Maßgabe der Durchführungsbestimmungen; er führt die Berufsbezeichnung ›Heilpraktiker‹.« (§ 1 HeilprG, Abs. 3)

Heilkunde dürfen nach in Deutschland geltendem Recht nur jene Menschen ausüben, die eine ärztliche Approbation haben, zugelassene Heilpraktiker oder Psychologische Psychotherapeuten sind – was wiederum im Psychotherapeutengesetz (PsychThG) festgelegt ist. Die Ausübung von Heilberufen gehört zu den sogenannten personengebundenen Erlaubnissen und ist vor allem in berufsrechtlichen Regelwerken beschrieben. Viele Berufe dürfen ohne ein bestimmtes Ausbildungsprofil und dazugehörige Prüfungen nicht zugelassen oder gar ausgeübt werden. All dies zeigt deutlich, dass der Beruf des geistigen, spirituellen Heilers kein Heilberuf ist.

Auch die Grundsatzentscheidung des Bundesverfassungsgerichtes vom (2.3. 2004, AZ 1 BvR 784/03), welche Heilern das legale Arbeiten möglich gemacht hat, ohne zugelassener Arzt oder Heilpraktiker zu sein, begründet die Entscheidungsfindung ausdrücklich mit genau der Tatsache, dass Heiler eben nicht Heilkunde im Sinne des Gesetzes ausüben.

Heiler aktivieren Selbstheilungskräfte! Nicht mehr und nicht weniger. Wenn im Ergebnis dieser Aktivierung der Selbstheilungskräfte körperliche Leiden gemildert werden oder gar verschwinden, sogar Heilung eintritt, dann sind dies wunderschöne und nützliche »Nebeneffekte«, nicht aber die erklärte Absicht des spirituellen, geistigen Heilers. Der Beruf des Heilers ist also ausdrücklich nicht ähnlich dem eines Heilpraktikers oder Arztes und demzufolge kein Heilberuf.

Die Grundsatzentscheidung des Bundesverfassungsgerichtes ist bei Weitem kein Freibrief! Lediglich Handauflegen und Gebet sind wörtlich genannt, auf andere rituelle Handlungen, die im Wesentlichen den stets gleichen Ablauf haben – unabhängig davon, welche konkrete Situation des Befindens oder welche eventuelle medizinische Diagnose vorliegt – kann die Entscheidung übertragen werden.

Oder anders gesagt: Ein Hilfesuchender kommt, man legt nach im Wesentlichen gleichem Ablauf die Hände auf, betet, zelebriert ein schamanisches Ritual oder eine andere Form des geistigen Heilens, man gibt dem Hilfesuchenden gute Worte, ein Lächeln, ein Gebet, ein Mantra oder geweihtes Wasser mit auf den Heimweg und verabschiedet sich. Das ist alles – mehr ist durch die o.g. Grundsatzentscheidung nicht abgedeckt.

Wer also Analysen vornimmt, Diagnosen im weitesten Sinne des Wortes stellt, (lt. HeilprG: Krankheiten oder Leiden feststellt) und entsprechend dieser Feststellungen oder Wahrnehmungen gezielt diese Krankheiten oder Leiden behandelt (lt. HeilprG: Heilung oder Linderung von Krankheiten, Leiden oder Körperschäden), dessen Tätigkeit ist durch besagte Grundsatzentscheidung nicht geschützt! Ob wir dies als ausreichend ansehen oder eine Erweiterung bzw. Neuregelung für wichtig erachten, ist im Sinne der Rechtsprechung nicht relevant, da sich diese an geltendem Recht (Gesetz) orientiert und nicht an dem, was subjektiv für richtig erachtet wird. Wer also Krankheiten feststellen und Menschen daraufhin gezielt behandeln will, muss nach geltendem Recht nach wie vor Heilpraktiker oder Arzt sein.

Vielen Heilern, Heilmedien und anderen »Energiearbeitern«, aber vor allem etlichen Ausbildern sollte dies immer wieder gepredigt werden, denn noch allzu oft ist in Flyern und auf Homepages zu lesen, welche Krankheiten und Symptome sie besonders erfolgreich behandeln, ja sogar Heilversprechen tauchen immer wieder auf. Das verstößt nicht allein gegen geltendes Recht, sondern ist ausgesprochen unseriös und wirft ein schlechtes Bild auf den gesamten Berufsstand.

Bitte verzeihen Sie diese deutlichen Worte, sie rühren aus dem Engagement und den Erfahrungen der Autoren, die sich stark für das geistige Heilen und für das Ansehen des Berufsbilds Heiler engagieren. Wir werden ab S. 91 noch detailliert auf die rechtlichen Gegebenheiten für Heiler und die konkreten Bedeutungen in der Praxis eingehen.

Um es hier noch einmal deutlich zu machen: Wer keine Zulassung als Arzt hat, darf auch keine ärztlichen Heilbehandlungen oder ärztlichen Tätigkeiten ausführen. Wer nicht zugelassener Arzt oder Heilpraktiker ist, darf keine als Heilkunde »katalogisierten« Heilbehandlungen ausführen, egal, ob diese Leistungen von Krankenkassen bezahlt werden oder nicht – wobei es für den Gesetzgeber unerheblich ist, ob man diese Methoden beherrscht oder nicht. Dazu zählen auch Osteopathie, Fußreflexzonenmassage, Shiatsu oder Bachblüten-Therapie und viele andere. Und: Solange der Beruf des Heilers nicht in die Liste der Freien Berufe aufgenommen wird, ist und bleibt er die Ausübung eines Gewerbes.

Von denselben gesetzlichen Regelungen sind auch betroffen: Entspannungs-trainer, Gesundheitspädagogen, Wellness-Coaches, Feng-Shui-Berater, Le-bensberater, Ernährungsberater, ebenfalls Medien und ähnliche Tätigkei-ten. Ein beratender Beruf an sich ist also ebenfalls nicht »automatisch« ein Freiberuf, wie oft fälschlicherweise angenommen wird.

3. Unterrichtende oder erziehende Tätigkeit

Wenn Sie ausschließlich Kurse geben, Aus- und Weiterbildungen anbieten, sich zum Beispiel auf die lerntherapeutische Arbeit mit Kindern oder Erwachsenen spezialisieren, dann üben Sie einen Freiberuf aus.

3.1 Was tun Sie bei einem »Tätigkeitsmix«?

3.1.1 Freiberuf und Produktverkauf

Wenn Sie unterrichten und beispielsweise Gesundheitsprodukte, energetisierten Schmuck oder Schutzamulette, Duftöle, Trommeln oder anderes verkaufen, dann dominiert in den Augen des Finanzamtes das Gewerbe – egal, ob Sie Heilpraktiker oder Unterrichtender sind. Die offizielle Definition geht sogar soweit: »Werden (vorgenannte) Produkte im Vorrat gehalten, um sie zum Verkauf anzubieten, ist von einem gewerblichen Betrieb auszugehen.«

Sollen Verkaufserlöse für Sie eine regelmäßige Einnahmequelle sein und können Sie den Verkauf räumlich, organisatorisch und buchhalterisch trennen, empfiehlt sich die gesonderte Gewerbeanmeldung für den Verkaufsbereich. Verquicken Sie jedoch alles miteinander, ist alles Gewerbe. Eine Ausnahme ist, wenn Sie nur gelegentlich und nur auf Nachfrage bzw. Bestellung an Kunden bzw. Klienten etwas verkaufen. Dazu »bevorraten« Sie dann auch keine Produkte, sondern besitzen maximal »Musterstücke«. Unabhängig davon werden Sie feststellen, dass inzwischen die meisten Lie-

feranten von Ihnen die Kopie Ihres Gewerbescheines haben wollen, bevor
Sie Ihnen erstmals irgendwelche Produkte liefern.

3.1.2 Freiberufliche Tätigkeit und Seminare für Gastreferenten veranstalten und organisieren

Sobald Sie Seminare mit oder für Gastreferenten veranstalten und hieraus
Einnahmen erzielen, ist Ihre Tätigkeit wiederum im gewerblichen Bereich
anzusetzen. Auch hier sollten Sie die Bereiche wie beim Verkauf voneinander trennen. Das gilt auch, wenn Sie Ihre Räumlichkeiten lediglich an
andere vermieten.
Beachten Sie als Freiberufler die Konsequenzen solcher »Tätigkeitsmixturen«
nicht, können erhebliche Bußgelder, aber auch beachtliche Steuernachzahlungen die Folge sein. Schon so manchen Heilpraktiker beispielsweise haben Steuerprüfungen und Steuernachzahlungen durch Aufdeckung solcher
Tätigkeitsmixturen hart getroffen.

Wenn Sie Seminare für andere organisieren, sollten Sie zudem einige weitere Dinge beachten: Schließen Sie Referentenverträge ab. Aus diesen Ver-
trägen sollte eindeutig hervorgehen, dass
• der Gastreferent auf eigene Verantwortung und auf eigene Rechnung
  das Seminar durchführt,
• Sie ausschließlich die Räumlichkeiten zur Verfügung stellen und den
  Seminaranbieter (Gastreferent) mit interessierten Menschen (Seminar-
  teilnehmern) zusammenbringen,
• dass der Referent für seine Steuerzahlungen selbst verantwortlich ist.

Vereinbaren Sie vertraglich, welche Leistungen Sie konkret erbringen, welche Einnahmen Ihnen als Gastgeber hieraus zustehen, aber auch welche
Rechte und Pflichten der Gastreferent hat. Verbuchen Sie Ihre Einnahmen

und Ausgaben korrekt, um einen Nachweis darüber zu haben. Einen Mustervertrag als Beispiel für die Vertragsgestaltung zur Vereinbarung »Seminarorganisation« finden Sie im Anhang.

Bei der Vermietung von Praxisräumen an Referenten oder Veranstalter von Seminaren ist es ein entscheidender Unterschied, ob sich die Räumlichkeiten in Ihrem Eigentum befinden oder Sie diese Räume selbst gemietet haben. Handelt es sich um Ihr Eigentum, können Sie mit dem Referenten bzw. Veranstalter einen sogenannten Überlassungs- oder Nutzungsvertrag abschließen, in dem genau geregelt ist, welche Verpflichtungen der Nutzer zu erfüllen hat. Explizite Formerfordernisse gibt es für einen derartigen Vertrag nicht, Sie können sich dabei an die Regelungen eines normalen Gewerbemietvertrages »anlehnen«. Haben Sie die Räumlichkeiten selbst gemietet, müssen Sie unbedingt Ihren Mietvertrag prüfen, ob die Überlassung oder gar Untervermietung der Räumlichkeiten unter Umständen der Zustimmung Ihres Vermieters bedarf. Sollte dies der Fall sein und Sie holen sich die Zustimmung nicht ein, hätte Ihr Vermieter ein außerordentliches Kündigungsrecht Ihres Mietvertrages. Haben Sie die Zustimmung bzw. ist diese nicht erforderlich, können Sie, wie oben bereits genannt, einen Überlassungs- oder Nutzungsvertrag mit Referenten bzw. Veranstaltern abschließen.

4. Zusammenfassung von Teil II

Sobald Sie Einnahmen aus Ihrer Tätigkeit erzielen, ist dies meldepflichtig. Freiberufler im Heilberuf melden zuerst beim Gesundheitsamt ihre Heil- oder Therapiepraxis an, danach beim Finanzamt und der Berufsgenossenschaft. Unterrichtende und lehrende Freiberufler melden sich beim Finanzamt und ggf. bei der Berufsgenossenschaft.

Heiler, spirituelle Berater, Coaches und viele andere, auch Medien, sind Gewerbetreibende. Sie gehen zum Gewerbeamt am Ort ihres Geschäftssitzes und melden hier gegen eine kleine Gebühr ihr Gewerbe an. Das Gewerbeamt informiert dann alle anderen Zuständigkeitsbereiche – vom Finanzamt bis zur IHK, von denen sie wenig später Post erhalten werden, die beantwortet werden muss.

Der Verkauf von Produkten jedweder Art sowie die Veranstaltung von Seminaren mit Gastreferenten oder die Vermietungen von Räumen sind ein Gewerbe. Von Freiberuflern sollten sie separat als Gewerbe angemeldet werden. Werden freiberufliche und gewerbliche Tätigkeiten miteinander verbunden, dominiert das Gewerbe.

Auf Themen, wie die Berufsgenossenschaft oder Versicherungen im Zusammenhang mit geistigem Heilen, werden wir an späterer Stelle eingehen (ab S. 145).

Teil III
Rechtliche Rahmenbedingungen für die Ausübung verschiedener Berufe

1. Wettbewerbsrecht

1.1 Einführende Vorbemerkungen

Grundsätzlich wurden die Gesetze, auf die wir uns im Folgenden beziehen, erlassen, um Verbraucher (z. B. Patienten, Klienten) zu schützen und vor Schaden zu bewahren sowie um annähernd gleiche Bedingungen für Wettbewerber zu schaffen.

Ärzte und Heilpraktiker werden im Laufe ihrer Ausbildungen und der anschließenden Zulassungsverfahren auch auf ihre Kenntnisse zum Wettbewerbsrecht geprüft. Dennoch tauchen hinsichtlich der praktischen Umsetzung speziell bei Heilpraktikern immer wieder Fragen auf. Brisanter jedoch ist die Situation bei Heilern. Im übertragenen Sinne gelten die gesetzlichen Festlegungen selbstverständlich auch für Heiler. Sie gelten aber auch für Medien, für Lebensberater, Gesundheits- und Ernährungsberater usw.

Abmahnvereine haben diese Wissensdefizite seit einiger Zeit erkannt und machen einen für sie einträglichen »Sport« aus dieser Situation. Was aber für die Öffentlichkeit – für Hilfesuchende und potenzielle Klienten einerseits, für die Ausübenden des geistigen Heilens und verschiedener Beraterberufe andererseits – viel gravierender ist: Durch etliche »Selbstdarstellungen« wird bei Verbrauchern zumindest potenziell ein falsches Bild von Heilern und dem geistigen Heilen erzeugt, wird das gesamte »Berufsbild« verzerrt und geradezu in Verruf gebracht.

In den vergangenen Jahren sind Heilerausbildungen und daraus hervorge-
hende Heiler wie »Pilze aus dem Boden geschossen«. Leider wird bislang
in vielen Ausbildungen bei Weitem nicht ausreichend auf die gesetzlichen
Gegebenheiten eingegangen. Hinzu kommen jene Heiler, die keinerlei Ausbildungen wie Schulungen oder Seminarteilnahmen absolviert haben. (Die
Teilnahme oder Nicht-Teilnahme an Ausbildungen und Seminaren ist in Bezug auf die geleistete Arbeit aber kein Qualitätsmerkmal.)

Bedauerlicherweise nehmen einige Heiler und auch Ausbilder die recht kom-
plexe Thematik »Recht« nicht besonders ernst. Ob nun aus Unkenntnis,
aus Naivität oder falsch verstandener »spiritueller« Interpretation heraus,
etliche Menschen kommen offenbar zu der fatalen Annahme, geltendes
Recht würde ausgerechnet für Heiler nicht gelten. Das Gesetz über die berufsmäßige Ausübung der Heilkunde ohne Bestallung, Heilpraktikergesetz
(HeilprG) kurz genannt, findet zum Beispiel aber für Heiler lediglich insofern
keine Anwendung, als dass sie nun nicht mehr zugelassene Heilpraktiker
(oder Ärzte) sein müssen, um geistige Heilweisen legal praktizieren zu können. Ansonsten gelten die Bestimmungen im Heilpraktikergesetz, das Heilmittelwerbegesetz und das Gesetz gegen unlauteren Wettbewerb und dergleichen sehr wohl auch für Heiler. Andere wollen Gesetze »dehnen« und
so ihrer persönlichen Interpretation »anpassen«. Wieder andere meinen,
wenn sie Worte, wie »geistig«, »spirituell«, »energetisch« oder »medial«,
vor eine Methode oder Therapieform setzen, würde dies nicht unter die
Rechtsordnung fallen.

Wie auch immer. Heiler, Berater und auch Medien tragen ebenso wie Heilpraktiker und Ärzte eine große Verantwortung, gerade weil sie mit hilfesuchenden Menschen arbeiten, die ihnen großes Vertrauen entgegenbringen. Nicht nur mit dem, was sie an Heil- und Beratungsarbeit leisten, auch
mit dem, was sie sagen, wie sie öffentlich auftreten, wie sie sich und ihre
Dienstleistungen präsentieren, auf all diesen Ebenen beeinflussen sie die
Menschen. Viele Tätige in geistig heilenden, in medialen und beratenden

Bereichen sehen sich »auf einem spirituellen Weg«, einen solchen Weg allerdings kann man im »Paragrafendschungel« nicht finden. Da das Verstehen von Gesetzestexten und juristischen Erläuterungen für juristische Laien außerordentlich schwierig ist, sollen die folgenden Ausführungen etwas Licht in diesen »Dschungel« bringen.

Einen Anspruch auf Vollständigkeit erheben nachfolgende Erläuterungen ausdrücklich nicht. Auch ersetzen Sie nicht die individuelle juristische Fachberatung.
Die folgenden Ausführungen beziehen sich hauptsächlich auf:
• das Heilpraktikergesetz (HeilprG), zuletzt geändert 2001,
• das Heilmittelwerbegesetz (HWG), zuletzt geändert 2005,
• das Gesetz gegen den unlauteren Wettbewerb (UWG),
   aktuelle Neufassung 2004.

1.2 Werbung – Freiheiten und Verbote

Generelle Werbeverbote gibt es nicht. Auch Heilpraktiker und Ärzte dürfen prinzipiell werben. Jedoch unterliegt die Art und Weise der Werbung strengen Reglementierungen. Regeln für Ärzte sind vor allem in Berufsverordnungen verzeichnet und sollen hier nicht Gegenstand der Ausführungen sein. Möglichkeiten der Werbung für Heilpraktiker gehen über die für Ärzte hinaus, sind jedoch ebenfalls streng reglementiert. Besonders betrifft dies die Festlegungen im UWG und im HWG.

Das Heilmittelwerbegesetz (HWG) soll Verbraucher zum einen »vor den Gefahren der Selbstmedikation, zum anderen in der durch Ängste und Nöte um seine Gesundheit geprägten Zwangslage davor schützen, durch unsachliche Werbung in die Irre geführt zu werden und unnötige Aufwendungen für seine Gesundheit zu tätigen«[1], oder auch davor, medizinisch notwendige Behandlungen nicht oder zu spät in Anspruch zu nehmen oder schlichtweg wirtschaftlich übervorteilt, sprich: finanziell »über den Tisch gezogen« zu werden. Ob diese Mittel, Methoden oder Verfahren üblicherweise durch einen Arzt, einen Heilpraktiker, durch Heiler oder andere angewandt (oder verschrieben) werden, ist dabei unerheblich.

Als Heilmittel versteht der Gesetzgeber übrigens nicht nur Medikamente im klassisch-schulmedizinischen Sinne, homöopathische oder andere naturheilkundliche Verordnungen, sondern alle Mittel, die darauf abzielen, eine Heilwirkung zu entfalten. Nur wer Arzt oder Heilpraktiker ist, darf dergleichen verordnen oder empfehlen. Zum geistigen, spirituellen Heilen gehören deshalb keinerlei Verordnungen oder Empfehlungen von Mitteln – seien dies nun Tees, Kräuter, Bachblüten, diverse Essenzen, ja nicht einmal Lebensmittelempfehlungen. Auch Heilsteine, Magnet- oder sonstiger Energie- oder Symbolschmuck – alles, was eine gesundheitliche Wirkung verspricht, kann in diesem Sinne zu Heilmitteln gezählt werden. Es geht hier wiederum nicht um bewiesene Wirksamkeiten oder darum, ob Krankenkassen hierfür bezahlen, es genügt, dass der Klient/Käufer/Anwender den Eindruck haben könnte, dass es sich um Heilmittel handelt.

Verbraucher, also Patienten und deren Angehörige, nehmen die Dienstleistungen nicht nur von Heilpraktikern, Therapeuten, sondern auch die Leistungen von Heilern für gewöhnlich in Anspruch, um Verbesserungen auf gesundheitlichem Gebiet zu erreichen – unabhängig davon, ob dies die erklärte Absicht des Heilers ist oder nicht. Deshalb treffen HWG und HeilprG im übertragenen Sinne weitgehend auch auf Heiler zu, auch wenn diese keine Heilkunde im Sinne des Gesetzgebers ausüben.

Wenn es um »Werbung« geht, darf man in Hinsicht auf den Verbraucherschutz nicht allein »Werbung« im allgemeinen Verständnis betrachten, wie Werbeanzeigen und Prospekte.

Laut HWG zählen auch Visitenkarten, Praxisschilder, Zeitungsartikel, öffentliche Vorträge, aber auch Berufs- bzw. Tätigkeitsbezeichnungen und Titel zur Werbung. Natürlich zählen auch die öffentlich zugänglichen Internetpräsenzen dazu.

Jeder, der einem selbstständigen Beruf nachgeht und mit anderen im weitesten Sinne in unternehmerischer, geschäftlicher Konkurrenz steht, unterliegt dem Gesetz gegen den unlauteren Wettbewerb (UWG). Der Gesetzgeber bezeichnet dies als »jeder im geschäftlichen Verkehr und im Wettbewerb Tätige«. Somit betrifft das Gesetz also Heilpraktiker und Heiler ebenso wie alle anderen.

Auch die »Förderung fremden Wettbewerbs« unterliegt diesem Gesetz. Zu »Wettbewerbshandlungen« im Sinne des UWG gehört es beispielsweise auch, wenn ein Heilpraktiker, ein Heiler oder ein Medium einem Klienten gegenüber herabsetzende Bemerkungen über einen »Mitbewerber« macht. Dabei ist es gleichgültig, ob diese Bemerkung Vertreter der klassischen Schulmedizin oder des eigenen »Berufsstandes« betrifft.

Solche »Wettbewerbshandlungen« können sogar dann vorliegen, wenn ein Angestellter, Angehöriger oder Patient des Heilers oder Heilpraktikers sich gegenüber anderen Menschen über die Tätigkeit des Heilpraktikers/Heilers/Arztes/Therapeuten usw. äußert oder die Arbeit von einem »Wettbewerber« herabsetzt. Wettbewerbshandlungen können auch dann vorliegen, wenn jemand oder etwas nicht herabgesetzt, sondern im Gegenteil gelobt und somit erhöht wird. Gehen wir im Folgenden auf einige wichtige Einzelthemen ein.

1.2.1 Verbot der Angabe von (bestimmten) Krankheiten in der Werbung

Auf bestimmte Krankheiten dürfen sich Heilpraktiker in ihrer Werbung nicht beziehen. Genannt werden diese Krankheiten in der Anlage zu § 12 HWG:

1. nach dem Infektionsschutzgesetz vom 20.6. 2000 (BGBl. I S. 1045) meldepflichtigen Krankheiten oder durch meldepflichtige Krankheiten verursachte Infektionen,
2. bösartige Neubildungen (Krebserkrankungen),
3. Suchtkrankheiten, ausgenommen Nikotinabhängigkeit,
4. krankhafte Komplikationen der Schwangerschaft, der Entbindung und des Wochenbetts.

Grund für diese Verbote ist, dass sowohl Patienten davor geschützt werden sollen, bei solchen schwerwiegenden Erkrankungen unsachgemäße oder ungeeignete Selbstbehandlungen anzuwenden, aber auch dass sogenannte Dritte geschützt werden sollen. Deutlich wird das ganz besonders in Bezug auf meldepflichtige Infektionskrankheiten, da hier viele Menschen »angesteckt« werden können, wenn der Erkrankte nicht oder nicht richtig behandelt wird. Auch verallgemeinernde Bezeichnungen für die o.g. Krankheitsgruppen sind nicht zulässig. So dürfen auch Begriffe, wie »Geschwülste«, »Tumore« oder globale Nennung von »Prostataerkrankungen« nicht werblich benutzt werden, da diese auf »bösartige Neubildungen« hindeuten.

Für Heiler verbietet sich die Benennung von Krankheiten oder Symptomen in ihren öffentlichen Aussagen generell von selbst! Das begründet sich allein schon in der Tatsache, dass sie eben nicht »Heilkunde« ausüben, die erklärte Absicht ihrer Tätigkeit also nicht auf die »Feststellung, Heilung oder

Linderung von Krankheiten, Leiden oder Körperschäden bei Menschen, ...«
ausgerichtet ist (siehe S. 43).

1.2.2   Verbot von Heilversprechen

Niemand darf Heilungsversprechen abgeben – kein Arzt, kein Heilpraktiker,
kein Heiler, kein Medium, kein Priester – niemand. Ärzte und Heilpraktiker
kommen selten bis nie auf die Idee, solche Versprechen abzugeben – einige Heiler, aber auch Medien, sind da leider gelegentlich weniger achtsam
und verantwortungsbewusst.

Wenn jemand, der nicht Arzt oder Heilpraktiker ist, zum Beispiel »Rücken-
begradigungen«, »Beckenschiefstandskorrekturen« und dergleichen anbietet bzw. damit wirbt, bei welchen konkreten Erkrankungen eine bestimmte
(geistige) Heilweise besonders gut wirkt, ist dessen erklärte Absicht sehr
wohl darauf gerichtet »Heilung oder Linderung von Krankheiten, Leiden
oder Körperschäden« zu bewirken. Und das ist im Sinne des Gesetzgebers
Heilkunde. Wer so argumentiert, der suggeriert Hilfesuchenden zudem den
potenziell nahen Heilerfolg und gibt zumindest indirekt Heilversprechen
ab. Hierbei ist es, wie bereits gesagt, völlig unerheblich, ob vor dem Begriff
einer bestimmten Methode oder gar »Therapie« solche Worte, wie »geistig«, »spirituell«, »energetisch« oder »auf geistigem Wege« stehen.

1.2.3   Verbot der Werbung mit Dankschreiben oder Presseberichten

Ein besonders bei Heilern, Medien, aber auch bei verschiedenen Beratern
leider weitverbreitetes Übel ist die Werbung mit Dankschreiben. In sogenannten Gästebüchern auf Internetseiten, in Büchern und Prospekten tau-

chen immer wieder positive, lobende und empfehlende Äußerungen von Klienten oder deren Angehörigen auf.

Welche Beziehung diese Menschen beispielsweise zu dem Heiler haben, welchen Beruf sie ausüben oder dergleichen ist (rechtlich und ethisch) ebenso unerheblich wie die Frage, ob es diese Personen tatsächlich gibt. Unerheblich ist auch, ob sich die lobende Anerkennung auf die Tätigkeit des Heilers (Mediums, Beraters etc.), auf das Ergebnis seiner Tätigkeit oder lediglich auf den Charakter oder die angenehmen Umgangsformen des betreffenden Menschen bezieht.

In § 11 Nr. 11 HWG wird eindeutig das Verbot der Werbung mit Äußerungen Dritter außerhalb von Fachkreisen geregelt. Abgesehen von der gesetzlichen Regelung stellen sich die Fragen nach der Ethik solcher Veröffentlichung sowie nach dem praktischen Nutzen für Hilfesuchende. Hat es ein seriös und erfolgreich arbeitender Heiler nötig, mit Dankschreiben zu werben? Wir meinen: Nein! Außerdem kann mit der Schilderung von einzelnen Heilerfolgen ein suggestiver Sog auf andere Hilfesuchende »produziert« werden: »Wenn es diesem Menschen geholfen hat, dann hilft es mir bestimmt auch«, könnte die Schlussfolgerung von Hilfesuchenden lauten. Indirekt wird mit solchen Dankschreiben also wiederum ein möglicher Heilungserfolg in Aussicht gestellt, also indirekt ein Heilversprechen abgegeben.

Auch die Berufung auf zum Beispiel folgende Aussagen über einen Heiler oder Heilpraktiker, deren angewandte Methoden oder Heilmittel sind unzulässig:

• »von Wissenschaftlern/Universitäten vielfach geprüft und bestätigt«,
• »von Journalisten/Ärzten/Wissenschaftlern etc. ... auf Herz und Nieren geprüft«
• »im In- und Ausland spricht man über die erstaunliche Wirkung von« oder ähnliches.

Durch die Berufung auf (aus Sicht von Hilfesuchenden) Autoritäten, wie Ärzte, Wissenschaftler oder vermeintlich unabhängig und kritisch berichtende Journalisten, wird hier wieder der wahrscheinliche Erfolg einer Methode, Therapie oder eines Mittels suggeriert. Das gilt auch, wenn man sich auf »Anwender«, »Kunden«, ehemalige Klienten oder ähnliche Personenkreise bezieht. Auch Werbung, die sich auf Gewichtsreduktion, auf eine verbesserte Verdauung, einen besseren Schlaf, ein gesteigertes Wohlbefinden oder sonstige Aspekte beziehen, betrifft dies übrigens. Oft sind solche unzulässigen Formulierungen zu finden, wie z. B. »durch XY befreien Sie sich dauerhaft, ganz leicht und ohne Zwang von Rauchen, Übergewicht und …«

Zu Heilern kommen für gewöhnlich Menschen mit langen Krankengeschichten, mit schweren Erkrankungen, die bereits viele verschiedene klassische oder naturheilkundliche Therapien »durchgemacht« haben oder sogar als »austherapiert« und unheilbar gelten. Diese Menschen sind selten in guter psychischer und physischer Verfassung. Viele gehen zu Heilern aus dem Prinzip der Hoffnung heraus. Machen wir uns nichts vor – diese Menschen wollen gesund werden. Und es ist ihnen egal, wer da nun Heilkunde im Sinne der Definition des Gesetzgebers ausübt und wer etwas anderes tut.
Aus Sicht des Gesetzgebers ist es hierbei übrigens völlig ausreichend, dass Verbraucher einen bestimmten Eindruck von der Tätigkeit eines Heilers haben oder auch nur haben könnten. Bezeichnet wird dies als die »Eindruckstheorie«.
Die besondere Verantwortung für diese Genesung und Heilung suchenden Menschen sollten sich Heiler und Medien aller Couleur immer wieder bewusst machen. Dies gilt auch für die weiteren hier benannten Themengebiete.

Ähnliches wie für Dankschreiben gilt auch für die Werbung mit Presseberichten, Rundfunk- und Fernsehausstrahlungen und anderen Veröffentlichungen. Wenn potenzielle Klienten oder Angehörige auf der Homepage eines Heilers den Mitschnitt einer Fernsehsendung samt »erfolgreicher Heildemonstration« sehen, wenn positive Presseartikel über den Heiler oder über eine von ihm angewandte Methode für die öffentliche Präsentation genutzt werden, dann werden Hilfesuchende eventuell zu einer unkritischen Einschätzung verleitet, wird ein wahrscheinlicher Heilerfolg suggeriert. Das gilt für Heiler, Heilpraktiker, Medien, aber auch Verkäufer diverser Produkte gleichermaßen.

1.2.4 Verbot der Wiedergabe von Krankengeschichten und Hinweisen auf diese

Dieses Verbot ist geregelt unter § 11 Nr. 3 HWG und betrifft die Wiedergabe von Krankengeschichten und Hinweise darauf in der öffentlichen Darstellung. Gemeint sind hier Aufzeichnungen von Krankengeschichten, wie sie in Arztpraxen oder Krankenhäusern üblich sind, sowie die Schilderung von Krankheitsverläufen durch medizinische Laien, Angehörige oder Freunde von Patienten, aber auch durch Ärzte, Wissenschaftler, Fachjournalisten oder andere Fachleute. Auch die Schilderung eigener, möglicherweise überwundener Krankheitsgeschichten des Heilers oder des Mediums selbst im Rahmen der Vorstellung der Person fallen unter dieses Verbot. Rechtlich kann übrigens der Begriff »Krankengeschichte« ziemlich weit ausgelegt werden. Durch das Verbot soll vermieden werden, dass ein Leser, Hörer oder Zuschauer die Schilderung mit der eigenen Krankengeschichte vergleicht und möglicherweise zu dem Schluss kommt, die dargestellte Behandlungsmethode könne auch bei ihm zum Erfolg führen. Auch hier steckt also wieder das indirekte Heilungsversprechen, aber auch die Gefahr, dass der Klient andere, möglicherweise hilfreiche Methoden oder Therapien nicht wahrnimmt.

1.2.5 Verbot der bildlichen Darstellungen von Veränderungen des menschlichen Körpers durch Krankheiten und der Wirkung von Heilmitteln

Ein geradezu klassischer, weil alltäglicher Rechtsbruch in dieser Hinsicht liegt in den Vorher-Nachher-Fotos nach dem (angeblichen) Verzehr von Mitteln zur Gewichtsreduktion. Aber auch Fotodokumentationen beispielsweise von ungleichen Beinlängen vor und gleichen Beinlängen nach einer geistigen Heilbehandlung gehören hierzu. Gleiches betrifft selbstverständlich auch andere Behandlungsergebnisse, die Wirkung von Magnet- oder energetischem Symbolschmuck und nicht nur die Wirkung von »klassischen Heilmitteln«, wie Medikamenten aus der Apotheke. Hierbei ist es völlig unerheblich, ob die abgebildeten Personen die Methode oder das Heilmittel tatsächlich angewendet haben, ob die Angaben zur Person anonymisiert, korrekt dargestellt oder frei erfunden sind. Die bildliche Darstellung des Heilmittels selbst fällt dagegen nicht unter das Verbot. Das Verbot erklärt sich mit denselben Argumenten, wie bei den vorangegangenen Themen, sowie mit der Vermeidung von Irreführungen durch »verbraucherfreundliche«, vereinfachte Darstellungen. Geregelt sind diese Verbote unter § 11 Nr. 5 HWG.

1.2.6 Verbot der Werbung mit Aussagen, die Ängste hervorrufen oder ausnutzen können

Die Notwendigkeit dieses Verbotes (§ 11 Nr. 7 HWG) erklärt sich von selbst: Viele Kranke und deren Angehörige sind durch Krankheiten und die Vielfalt von Therapiemöglichkeiten oder allein schon durch medizinische Diagnosen zu bestehenden Symptomen verunsichert. Werbung für Mittel und übertragen auch für Methoden, die vorhandene Ängste und Sorgen um die

67

eigene Gesundheit ausnutzen oder neue Ängste hervorrufen, kann dazu führen, dass Betroffene die angepriesen Mittel oder Methoden anwenden, auch wenn diese vielleicht gar nicht für sie geeignet sind oder unsachgemäße Anwendung eine mögliche Gefährdung darstellt.

Bei genauerem Hinsehen entpuppt sich allerdings auch die scheinbar »ganz offizielle« Werbung für Grippeschutzimpfungen als ein Verstoß gegen dieses Verbot. Hier wird eindeutig auf die höhere Sterblichkeitsrate infolge von Virusgrippe-Erkrankungen, speziell bei älteren Personen, bei Kindern und bei anderen Menschen mit eingeschränkt arbeitendem Immunsystem, hingewiesen. Dasselbe betrifft Werbung für Darmspiegelungen, für von Krankenkassen bezahlte Hautkrebs-, Brustkrebs- oder Prostatauntersuchungen, für Vorsorgeimpfungen gegen Gebärmutterhalskrebs und viele andere »Empfehlungen«. Hier wird eindeutig mit der Angst »Geschäft gemacht«. Auch öffentliche Argumentationen zur neuen Nichtraucherschutz-Gesetzgebung beispielsweise in Bezug auf die Gefährlichkeit des Passivrauchens arbeiten in gewissem Sinne mit »Angst-Argumentationen« und bewegen sich deshalb eng an der Grenze des Gesetzes. Diese Anmerkungen betreffen ausdrücklich nicht eine Bewertung des Sinns der genannten Vorsorgeempfehlungen oder der Richtigkeit von Argumenten, sondern ausschließlich die Art der Bewerbung.

Wo man das Verbot der Werbung mit »Gutachten, wissenschaftlichen Veröffentlichungen und fachlichen Empfehlungen« (§11 Nr.1 und Nr. 2 HWG) platzieren möchte ist unwichtig. Wichtig ist es, sich bewusst zu machen, dass viele Menschen dazu neigen, Wissenschaftlern, Ärzten und anderen Autoritäten, aber auch der vermeintlichen Fachpresse ohne weitere Prüfung zu vertrauen. Das betrifft durchaus nicht nur ältere Generationen. Angesichts der Tatsache jedoch, dass nahezu jedes Heilmittel, jede Therapie oder sonstige Methode in der Wissenschaft kontrovers diskutiert wird, ist die Auswahl entsprechender Publikationen stets ein willkürlicher Akt, der auf die Beeinflussung von Menschen in eine gewünschte Richtung gerichtet ist. Auch die immer noch weitverbreitete Annahme, dass etwas, das »im Fernsehen gekommen ist« oder in einer Zeitung stand, auch objektiv, korrekt und wahr sein müsse, stimmt leider so nicht.

Doch nicht nur in der Werbung, auch im Gespräch mit Klienten oder Angehörigen sind Aussagen tabu, die Angstgefühle hervorrufen oder ausnutzen könnten. Nach wie vor berichten Klienten gelegentlich darüber, dass auch von Heilern und Medien emotionaler Druck ausgeübt wird, indem auf mögliche schwerwiegende Folgen hingewiesen wird, wenn eine bestimmte »Behandlung« nicht in Anspruch genommen wird – seien dies Aurareinigungen, das Beseitigen von Fremdenergien, die Auflösung »schlechten« Karmas oder anderes. Solche und ähnliche Äußerungen verstoßen nicht nur gegen geltendes Recht, sondern sind auch ausgesprochen unethisch.

1.2.7 Verbot der Werbung mit fremdsprachlichen oder Fachbegriffen

Solche Begriffe dürfen nur entweder dann verwandt werden, wenn sie in den allgemeinen Sprachgebrauch eingegangen sind (das ist oft eine Auslegungsfrage) oder wenn sie unmittelbar erklärt werden (§11 Nr.6 HWG). Bei »ärztlichem Latein« ist dies den meisten sofort einleuchtend. Doch auch Begriffe, wie »Chakra« oder »Reiki« können als Fachbegriff gewertet werden. Orientierungsmaßstab sollte deshalb stets der medizinische und auch der spirituelle Laie sein. Die Erklärung sollte stets unmittelbar hinter dem entsprechenden Begriff erfolgen, also beispielsweise »Chakra« (Energiezentrum), »Reiki« (aus fernöstlicher Tradition hervorgegangene Form des Handauflegens/des geistigen Heilens) oder so ähnlich. Grund für das Verbot von Fach- und Fremdworten in der Werbung ist, dass von solchen Begriffen eine besondere Sach- oder Fachkompetenz suggeriert werden kann. Generell sollte die Wortwahl in öffentlichen Darstellungen anschaulich und allgemeinverständlich sein.

1.2.8 Verbot der Werbung mit Bildern des Heilpraktikers oder des Heilers in Berufskleidung oder beim Ausüben des Berufes

Hier geht es um das Thema »weiße Kittel«. Auch die Darstellung von Heilpraktikern und Heilern beispielsweise in weißem Hemd oder Pullover und weißen Hosen ist nicht gestattet (§ 11 Nr. 4 HWG). Das gilt für Internetseiten genau so wie für Drucksachen. Grund dafür ist, dass diese weiße Kleidung – ob nun mit oder ohne Kittel – von den meisten Menschen als ärztliche Berufskleidung wahrgenommen wird. Doch ist nicht nur die weiße Kleidung auf Fotos tabu, sondern auch jede Abbildung, die auf Ausübung von Heilkunde auch nur ansatzweise hindeutet. Das gilt für Krankenschwestern genau so wie für medizinische Bademeister. Unerheblich ist auch, ob vielleicht ein Supermodell oder ein Schauspieler als Fotoobjekt engagiert wurde. Möglicherweise kann dies auch auf Heiler übertragen werden und sich auf Fotos beziehen, die zeigen, wie Hände aufgelegt oder über den Körper eines Menschen gehalten werden. Kritisch sehen muss man deshalb auch Fotos, die z. B. im Rahmen von Presseartikeln in Zeitungen gemacht werden. Sinn dieser Vorschrift ist es wieder, einer negativen Beeinflussungen und der Irreführung von Verbrauchern entgegenzuwirken.

1.2.9 Irreführung

Irreführende Angaben oder Aussagen sind bereits durch § 5 UWG verboten, sie sind also in jedem Falle unlauterer Wettbewerb. Da es bei Heilpraktikern, aber auch bei Heilern, bei Gesundheits- und Ernährungsberatern und all den anderen hier angesprochenen Tätigkeiten um die menschliche Gesundheit geht, der auch in der Rechtsprechung ein besonders hoher Rang beigemessen wird, hat das HWG unter § 3 noch strengere Maßstäbe gesetzt.

1.2.9.1 Irreführende Aussagen

So ist es verboten, Mitteln oder Methoden eine Wirkung oder Wirksamkeit zuzusprechen, die diese nicht haben. Maßstab für die Beurteilung solcher Wirksamkeit ist der aktuellste Stand anerkannter wissenschaftlicher Forschungen. Da viele von Heilpraktikern oder Homöopathen angewandten Methoden und Mittel, aber auch geistige Heilmethoden in den akademischen Wissenschaften umstritten sind, sollte hier besondere Zurückhaltung über deren Wirkung praktiziert und jedes Wort bewusst »auf die Goldwaage« gelegt werden. So ist es zum Beispiel besser, vom Ziel oder von der Absicht einer Methode oder eines Mittels zu sprechen als über deren wissenschaftlich nicht anerkannten Wirkungen. Dies lässt sich dann folgendermaßen ausdrücken: »die (Methode) zielt darauf ab, den Körper von Giften zu befreien« statt »die (Methode) befreit den Körper von …« oder »durch Handauflegen sollen Energieflüsse ausgeglichen werden« statt »durch Handauflegen werden energetische Störungen beseitigt«.

Um die Thematik zu verdeutlichen, wollen wir mit einigen weiteren Beispielen arbeiten. Unzulässige direkte oder indirekte »Erfolgsversprechen« sind u. a.:

- »gezielte Hilfe bei … (z. B. allen chronischen Krankheiten, Prostatabeschwerden usw.)«,
- »schon nach der ersten Anwendung/Behandlung fühlen Sie sich erleichtert und befreit«,
- »haben unglaubliche Erfolge erzielt …«,
- aber auch pauschale Aussagen über Heilmittel, wie »ohne schädliche Nebenwirkungen« oder »von jedem leicht anwendbar« sind kritisch zu betrachten.

Selbst die kostenlose, unverbindliche Probebehandlung oder Nutzung eines Heilmittels kann von der Rechtsprechung als problematisch angesehen werden. Als generell irreführend wird das Anpreisen von »Allheil- und Wundermitteln« gewertet. Seien Sie also bitte sehr aufmerksam, achtsam und verantwortungsbewusst auch im Gebrauch von Worten.

1.2.9.2 Irreführende Praxisbezeichnungen

Auch Praxisbezeichnungen haben mit Worten und mit Aussagen zu tun. Gelegentlich soll die eigene Praxis gegenüber Patienten, Klienten und Kunden aufgewertet und interessanter gemacht werden, indem wohlklingende Bezeichnungen ersonnen werden. So gibt es unzählige Beispiele: »Zentrum für« oder »Institut für (z. B. Naturheilkunde, Akupunktur, geistige Heilweisen)« oder ähnliches. Dies ist Heilpraktikern und Heilern nicht erlaubt. (UWG § 5 und HWG § 3). Wer beispielsweise allein oder mit ein bis zwei angestellten Hilfen in seiner »Geschäftsstelle« arbeitet, der führt potenzielle Kunden (und nichts anderes sind auch Patienten oder Seminarteilnehmer) möglicherweise über die Bedeutung, die Größe oder die Art der Praxis oder auch der Ausbildungsstätte in die Irre.

Heilpraktiker sind gesetzlich nicht nur berechtigt, sondern verpflichtet, ihren Titel »Heilpraktiker« im Rahmen ihrer Arbeit zu verwenden. Sie dürfen also nicht ohne den Hinweis »Heilpraktiker« ihre Praxis nur »Naturheilpraxis« oder »Praxis für Naturheilkunde« nennen, da dies potenzielle Patienten zu der Annahme bringen könnte, dass hier ein Naturheil-Arzt praktiziert. Für Heiler verbieten sich solche Praxisbezeichnungen von selbst, da hier die Ausübung von Heilkunde suggeriert wird. Auch die alleinige Verwendung des Wortes »Praxis« kann ohne den Hinweis auf die »Heilpraktiker-Praxis« oder »Praxis für geistiges Heilen« als irreführend bewertet werden. »Heilpraxis« als Begriff für Heiler ist unzulässig, »Heilerpraxis« oder »Geistheilerpraxis« dagegen sind erlaubt. Die Verwendung des Wortes »Praxis« an sich, in Verbindung mit der genaueren Beschreibung, kann nicht verwehrt werden, da es schließlich auch die »Rechtsanwaltspraxis« gibt.

1.2.9.3 Irreführende Berufsbezeichnungen, Behandlungsmethoden, Titel und sonstige Selbstdarstellungen

Bezeichnungen wie Heilpraktiker, Arzt, Krankenschwester, Masseur, Physiotherapeut, Psychotherapeut und andere sind gesetzlich geschützt. Verwendet man solche Berufsbezeichnungen unerlaubt, betrachtet dies die Rechtsprechung als Irreführung (§ 5 UWG).

Ausländische akademische Titel oder Grade dürfen nach dem »Gesetz zur Führung akademischer Grade« nur mit Genehmigung der Kultusministerien der Bundesländer geführt werden. Benutzt man solche ausländischen Titel ohne Genehmigung, so ist das unlauterer Wettbewerb. (§ 3 UWG) Als Irreführung wird auch gewertet, wenn von Heilpraktikern oder Heilern beispielsweise unkommentiert ein Doktortitel verwendet wird, der keinen medizinischen Bezug hat. So müssen Dr. phil., Dr. jur. und alle anderen konkreten fachlichen Bezeichnungen eines Doktortitels verwendet werden, um den Eindruck eines medizinischen Titels auszuschließen.

Genau betrachtet werden muss auch die Verwendung der Begriffe »Diplom« oder »diplomiert«. Dies ist für Heilpraktiker, Heiler, Therapeuten und Berater und alle anderen nur dann erlaubt, wenn dieser Berufsabschluss auf der Grundlage einer gesetzlichen oder behördlichen Regelung erworben wurde. Für gewöhnlich findet eine solche Berufsausbildung an Fach- und Hochschulen und Universitäten statt. Nicht jeder, der eine anstrengende und qualitativ anspruchsvolle »Diplomarbeit« im Rahmen einer Ausbildung geschrieben hat, darf also den Diplom-Titel geschäftlich nutzen. Das gilt für »Diplom-Lebensberater« und »Diplom-Ernährungsberater« ebenso wie für »Diplom-Reinkarnationstherapeuten« und alle anderen.

Fantasiebezeichnungen für Berufe oder Tätigkeiten sind zwar ein Zeichen von Kreativität, können aber zu ernsthaften rechtlichen Konflikten führen – und auch zu einem traurigen Lächeln. Im Laufe der Jahre hörten wir so manche besonders »kreative« Berufsbezeichnung, selbst »Gehirnentfalter« waren dabei.
Für Menschen, die sich beruflich im Bereich des geistigen, spirituellen Heilens bewegen, ist es das Beste, sich schlicht »Heiler«, »Geistheiler«, »geistiger oder spiritueller Heiler« zu nennen und die Praxis entsprechend »Praxis für geistiges Heilen«. Diese Bezeichnungen sind durch die Grundsatzentscheidung des Bundesverfassungsgerichtes »gedeckt«. Selbst die Bezeich-

nungen, wie »Reiki-Praxis« oder »Pranic Healing-Praxis« haben schon zu rechtlichen Konflikten geführt. Besser ist es, die schwerpunktmäßig ausgeübten Heilweisen als »Untertitel« zu nennen und entsprechend zu erklären (siehe dazu S. 70, Unterkapitel zur Werbung mit Fachbegriffe). Unzulässig besonders für alle im Spektrum des geistigen Heilens Tätige sind auch die Begriffe »Therapie« und »Therapeut«, da hier der Eindruck einer medizinisch bzw. wissenschaftlich anerkannten Behandlungsmethode suggeriert wird bzw. werden könnte. Das Wort »Therapie« ist aus Sicht der meisten Verbraucher eindeutig mit Medizin und demzufolge mit Heilkunde verknüpft. Viele Therapie- und Therapeuten-Bezeichnungen sind außerdem rechtlich geschützt. Dasselbe gilt für den Begriff »Diagnose«, auch in Verbindung mit »Auradiagnose«, »Chakradiagnose« oder ähnliches. Zwar machen auch Autowerkstätten eine Fehlerdiagnose und kein Mensch käme hier auf die Idee, es würde sich hierbei um eine medizinischen Diagnose handeln – bei Heilern jedoch besteht eben der Bezug zur Gesundheit, sodass die Verwendung des Begriffs »Diagnose«, ähnlich wie »Therapie« als Irreführung gewertet werden kann. Zudem hat das Bundesverfassungsgericht seine Begründung, warum geistiges Heilen nicht Heilkunde ist, ja mit der Tatsache begründet, dass Heiler keinerlei Diagnosen stellen. Das bezieht sich nicht nur auf klassisch-medizinische Diagnosen.

Selbst das Wort »Behandlung« im Zusammenhang mit dem geistigen, spirituellen Heilen kann von Gerichten und Behörden kritisch betrachtet werden.[2] Zwar gibt es auch Kosmetikbehandlungen, Nagelbehandlungen und anderes, doch hier ist dem Verbraucher von vornherein eindeutig klar, dass sich diese Behandlungen nicht auf Gesundheit oder Heilung beziehen. Im Zusammenhang mit geistigem Heilen jedoch könnte für Verbraucher der Eindruck entstehen, es handele sich um Heilbehandlungen im Sinne von Heilkunde.

Erlaubt seien an dieser Stelle ein paar Worte zu spirituellen Titeln und zu anderen Selbstdarstellungen von einigen Heilern und Medien. Spirituelle

Titel und auch so manche Selbstdarstellung sind durchaus kritisch zu sehen, wenn sie lediglich der eigenen Erhöhung und der Anpreisung vermeintlich ganz besonderer individueller Fähigkeiten dienen. Manchen genügt es eben leider nicht, dass jeder Mensch einzigartig und besonders ist, sie wollen noch »besonderer« sein. Welche für Hilfesuchende oder Klienten qualitativ oder sachlich-informativ wichtige Aussage steckt beispielsweise in einem bestimmten, benannten Grad der Erleuchtung, in der Information über eine persönlichen »Berufung« oder »Einweihung« durch zumindest einen namentlich benannten Erzengel, ein interplanetarisches Gremium, einen spirituellen Meister oder gar durch Jesus Christus persönlich? Welchem Zweck dient die Hervorhebung der »Tatsache«, »von Geburt an« mit bestimmten Fähigkeiten begnadet zu sein, während andere (vermeintlich) erst etwas lernen mussten (was in diesem Zusammenhang weniger wertvoll zu sein scheint)? Welchem Zweck dient die öffentliche Bekanntmachung darüber, exklusiv auserwählt von einem hohen geistigen Wesen oder wenigstens von einem hochgestellten Außerirdischen, in eine ganz bestimmte Kraft, eine bestimmte Energie, eine bestimmte Heilweise, Wahrnehmungsfähigkeit oder sonstige Informationen eingeweiht worden zu sein? Dient dies tatsächlich der sachlichen Information und der Aufklärung von Hilfesuchenden? Dient dies tatsächlich der Information über die persönliche Arbeitsweise? Wir Autoren zumindest meinen das nicht. Wir meinen: Das sind ganz deutliche »Ego-Kisten«, und für Hilfesuchende potenziell irreführend dazu.

Durchaus kritisch hinsichtlich der Irreführung sind übrigens auch Meistertitel zu sehen. Viele Patienten, Klienten, Hilfesuchende und deren Angehörige haben im Zusammenhang mit dem Begriff »Meister« als Vergleich einen Handwerksmeister vor Augen. Wer als Handwerker den Meistertitel trägt, hat für gewöhnlich eine etwa dreijährige Berufsausbildung, eine gewisse Berufserfahrung und dann ein zumindest mehrmonatiges Meisterstudium absolviert. Bei allem Respekt für all die vielen verantwortungsvoll Reiki-

Praktizierenden, aber dass Reki-Meistertitel für gewöhnlich bereits während des dritten Wochenendseminars erworben werden können, ist für Verbraucher, die sich damit nicht auskennen, nicht klar. Somit kann das Führen von Meistertiteln für Menschen, die damit eine langwierige Ausbildung und eine lange Berufserfahrung verbinden, durchaus irreführend sein.

Ausdrücklich hingewiesen sei an dieser Stelle auf ein weiteres, weitverbreitetes Phänomen: Viele Heiler, die nicht Heilpraktiker oder anerkannte Therapeuten sind, bieten Fußreflexzonenmassagen, Shiatsu, Dorn-Breuss-Behandlungen, diverse körpertherapeutische oder ähnliche Methoden an. Dies ist rechtlich nicht zulässig! Wer beruflich manuelle Methoden oder Therapien bei anderen Menschen anwenden will, muss zugelassener Heilpraktiker, Therapeut oder Arzt sein und demzufolge die entsprechenden Qualifizierungs- und Zulassungsverfahren absolvieren. Gleiches gilt für das Angebot von Psychotherapien; auch hier gelten konkrete Anerkennungs- und Zulassungsvorschriften. Auch die Mitgliedschaft in einem »Fachverein«, z. B. für Hypnose, berechtigt nicht automatisch zum Praktizieren bestimmter Therapien.

1.2.10 Verbot der Werbung für Fernbehandlungen

Heilpraktikern, Ärzten und jedem anderen, auch Heilern, ist die Werbung für Fernbehandlungen mit § 9 HWG untersagt. Als Fernbehandlungen versteht der Gesetzgeber hier die Diagnose oder Behandlung von Krankheiten, Leiden, Körperschäden oder krankhaften Beschwerden, die nicht auf eigener Erkenntnis bzw. Wahrnehmung an der betreffenden Person oder dem Tier beruht. Es geht also um Diagnosen und Behandlungen während der körperlichen Abwesenheit des Patienten. Als unzulässige Werbung wird bereits angesehen, wenn der Heilpraktiker öffentlich mitteilt, beispielsweise nach Übersendung von Haar- oder Nagelproben oder der schriftlichen oder mündlichen Mitteilung von Symptomen eine Diagnose erstellen und Vorschläge für Behandlungen oder Heilmittel unterbreiten zu können. Die als allgemein anerkannt betrachteten Grundsätze der Medizin erfordern – zumindest aus rechtlicher Sicht und aus der gängigen Praxis heraus – ausnahmslos die Anwesenheit des Patienten und die persönliche, unmittelbare Wahrnehmung durch den Arzt oder Heilpraktiker, um Diagnosen zu stellen oder Behandlungen anzuraten.

Wenn Heiler von Fernbehandlung sprechen, meinen sie für gewöhnlich etwas völlig anders: Hier geht es um »Energieübertragungen«, um Fürbitten und Gebete oder andere Rituale für Klienten, die während der Zeit der »Behandlung« körperlich an einem anderen Ort als der Heiler sind. Diagnosen, ob nun in An- oder Abwesenheit des Klienten, sind Heilern ja ohnehin ebenso wenig gestattet wie heilkundliche Behandlungs- oder Heilmittelempfehlungen. Um nicht einen falschen Eindruck von »Fernbehandlungen« zu erwecken, sollten Heiler besser gleich von Fürbitten und Gebeten aus der Ferne sprechen. Ein Werbeverbot für derartige Dienstleistungen aus der Ferne bestehen für Heiler nicht. Selbstkritisch sollten Heiler aber sein, wenn es um die gewünschte oder geforderte Honorierung derartiger »Ferndienstleistungen« geht. Auch wenn Ihnen Ihre Klienten gelegentlich davon berichten, dass sie »genau gespürt« hätten, wie die Energie »gekribbelt«, »gewärmt« oder auf andere Weise »gewirkt« habe – Ihr Klient kann nicht kontrollieren, ob Sie zur angegebenen Zeit tatsächlich mit oder an ihm »gearbeitet« haben. Manche Heiler oder Heilergruppen praktizieren ja auch die gleichzeitige geistige Arbeit an mehreren Klienten, was völlig legitim ist. Der entscheidende Punkt ist lediglich, dass der Klient nicht kontrollieren kann, ob der Heiler, der diesbezüglich ein Honorar für die aufgewendete Zeit erhebt, auch tatsächlich diese Zeit aufgewendet hat.

1.2.11 Presseberichte und öffentliche Vorträge, Haftung für Dritte

Alle hier angeführten Verbote und Einschränkungen für öffentliche Darstellungen – von Heilungsversprechen bis Irreführung – gelten auch für Presseberichte und öffentliche Vorträge. Der Gesetzgeber geht sogar so weit, dass Heilpraktiker und im übertragenen Sinne auch Heiler, selbst dafür verantwortlich gemacht werden können, was beispielsweise Journalisten über sie publizieren. Nun ist es aufgrund der »Presse- und Meinungsfreiheit« nicht möglich, alles zu kontrollieren. In jedem Falle ist der Journalist vor Beginn eines Interviews (am besten schriftlich) darauf hinzuweisen, dass Sie als Interviewpartner für den Inhalt der Veröffentlichung mitverantwortlich sind und haftbar gemacht werden können und darum auf einer »autorisierten Druckfreigabe« bestehen. Seriöse Journalisten bzw. Redaktionen haben damit für gewöhnlich kein Problem, zumal dieser »Korrekturgang« per Internet heute schnell und kurzfristig möglich ist. Für gewöhnlich fallen Heiler- oder Heilpraktiker-Portraits ja auch nicht unter das »aktuelle Tagesgeschehen« und sind deshalb kaum an einen kurzfristigen Termin gebunden. Machen Sie dem betreffenden Journalisten klar, dass auch er selbst wegen Verstößen gegen UWG, HWG usw. belangt werden kann. Jenen Reportern, die Ihnen dennoch einen solchen »Korrekturgang mit Druck- bzw. Veröffentlichungsfreigabe« verweigern, sollten Sie schlichtweg für Auskünfte oder Gespräche nicht zur Verfügung stehen.

Beachten Sie bitte auch die Hinweise, die wir zu Fotos von Heilern und Heilpraktikern und anderen bildlichen Darstellungen gemacht haben. Überlegen Sie sich genau, was Sie und wie Sie etwas sagen! Auch die Herabsetzung von »Mitbewerbern«, also von Vertretern anderer Heilrichtungen aber auch von Berufskollegen, oder das gegenteilig besonders lobenswerte Erwähnen von Menschen, Methoden oder Mitteln kann als Verstoß gegen das Wettbewerbsrecht angesehen werden. Schließlich »behindern« oder

»fördern« Sie potenziell mit entsprechenden Bemerkungen etwas oder jemanden.

Ausdrücklich angemerkt sei jedoch, dass Sie sachlich-kritische Äußerungen gegenüber Ihrer Arbeit oder Ihrer Person nicht unterbinden können, bei Ihrer »Druckfreigabe« geht es lediglich um unrichtige oder möglicherweise missverständliche Darstellungen in o.g. Sinne von UWG, HeilprG und HWG, für die Sie haftbar gemacht werden können.

Generell können Heilpraktiker, Heiler und andere für Verstöße sogenannter Dritter gegen UWG und HWG mitverantwortlich gemacht werden, wenn diese billigend in Kauf genommen oder absichtlich verbreitet werden. Schauen Sie sich also beispielsweise genau an, welche Prospekte oder sonstigen Werbeinformationen Sie in Ihrer Praxis auslegen oder in Vorträgen benennen. Wenn darunter ein »Anbieter« oder sonstiger »Geschäftspartner« ist, der mit seinen Publikationen gegen gültiges Recht verstößt, können Sie haftbar gemacht werden. Unwissenheit schützt auch hier nicht vor Schaden. Wenn Sie z. B. ein Herstellerprospekt von einem Gerät oder sonstigem Produkt, dass Sie selbst verwenden oder vertreiben, in Ihrer Praxis auslegen, dann fördern Sie im rechtlichen Sinne den Wettbewerb dieses Herstellers, weil Sie ja Reklame für ihn und sein Produkt machen. Wenn dieser Hersteller nun gegen geltendes Recht verstößt und beispielsweise Heilversprechen macht oder potenzielle Anwender in die Irre führt, sind Sie prinzipiell mit haftbar. (§ 3, § 4, sowie § 8 UWG)

1.2.12 Urheberrecht

Mit Urheberrecht wird der Schutz eines Werkes im Sinne der Interessen des Urhebers bezeichnet. Das Urheberrecht schützt persönliche geistige Schöpfungen (§ 2 Abs. 2 UrhG), besonders Werke der Literatur, Wissenschaft und

Kunst, wozu Bücher und andere Publikationen ebenso zählen, wie Fotografien, Texte, Kompositionen, Rundfunk- und Fernsehaufnahmen, Musik- und Tonaufnahmen und anderes mehr. Das Urheberrecht muss nicht angemeldet werden, es entsteht im Augenblick der Schaffung eines Werkes und gilt bei Schriftwerken bis 70 Jahr nach dem Tod des Urhebers. Mit dem Urheberrecht verknüpft sind auch andere Schutzrechte.
Verletzungen des Urheberrechts oder anderer Schutzrechte liegen bereits dann vor, wenn man Texte oder Textpassagen, Fotos, Zeichnungen oder Musik anderer in eigenen öffentlichen Darstellungen nutzt (dazu zählen Ausbildungsunterlagen, Flyer, Internetauftritte und ähnliches) ohne das Einverständnis des Urhebers einzuholen oder gar ohne den Urheber zu benennen.

Gelegentlich hört man Diskussionen darüber, ob es »geistiges Eigentum« überhaupt gäbe. Im rechtlichen Sinne ist es völlig uninteressant, ob diese philosophische Frage mit »ja« oder »nein« beantwortet wird. Auch im menschlich-ethischen Sinne ist es als ein Minimum an Respekt anzusehen, z. B. den Urheber eines Textes zu nennen, der immerhin den Fleiß, die Zeit und die Disziplin aufgebracht und seine Inspiration in die Tat umgesetzt hat, etwas niederzuschreiben. Die unerlaubte Nutzung – sei dies ein nicht gekennzeichnetes Zitat, die unerlaubte Nutzung eines im Internet gefundenen Fotos oder anderes – kann richtig teuer werden. Verletzungen des Urheberrechts oder verwandter Schutzrechte können Bußgelder und sogar Haftstrafen nach sich ziehen, außerdem können Urheber Schadensersatzansprüche geltend machen und kostenpflichtig abmahnen.

1.2.13 Konsequenzen bei Verstößen gegen UWG und HWG

Verstöße gegen das Heilmittelwerbegesetz (HWG) können von Behörden verfolgt und mit Geld- und sogar Gefängnisstrafen bestraft werden. Verstöße gegen das Gesetz gegen den unlauteren Wettbewerb (UWG) werden nicht von Behörden geregelt, sondern gehen für gewöhnlich den Weg durch gerichtliche Instanzen. Verstöße gegen geltendes Recht können zudem den Ausschluss aus Berufsverbänden, wie Heilpraktikerverbänden, den Entzug von Zulassungen, den Ausschluss aus sonstigen Vereinen oder Gremien zur Folge haben. Üblicherweise erfolgt im Falle von entsprechenden Beschuldigungen zuerst eine Abmahnung.

1.2.13.1 Abmahnvereine und Abmahnungen

Mit Internetauftritten, Prospekten, Flyern, Anzeigen und allen öffentlichen Präsentationen befassen sich gern sogenannte Abmahnvereine. Das sind Vereine, die nach ihrer Satzung die Aufgabe übernehmen, für die Einhaltung eines seriösen Wettbewerbs zu sorgen. Wenn einem solchen Verein eine wettbewerbswidrige Anpreisung von Leistungen ins Auge fällt oder er von jemandem auf eine solche Rechtswidrigkeit hingewiesen wurde, wird der betreffende Verantwortliche durch den Verein angeschrieben und dazu aufgefordert (»abgemahnt«), diese Form von Werbung künftig zu unterlassen sowie eine ausdrückliche schriftliche Zusicherung zu unterschreiben, dass man sich an die Regeln des Wettbewerbs hält.

Als Zeichen der Ernsthaftigkeit wird meistens eine Vertragsstrafe für den Fall angekündigt, dass die Zusicherung nicht eingehalten wird. Üblich sind Vertragsstrafen von 5 000 Euro und mehr. Diese sogenannte strafbewehrte Unterlassungserklärung ist innerhalb einer Frist von üblicherweise ca. fünf bis zehn Tagen abzugeben. Nach Ablauf der Frist wird angenommen, dass der Beschuldigte diese Erklärung nicht unterschreiben will. Bereits die Abmahnung selbst kostet Geld und muss bezahlt werden, wenn der Wettbewerbsverstoß tatsächlich begangen worden ist. Das ist für juristische Laien oft empörend, aber rechtlich korrekt. Der Bundesgerichtshof hat diese Praxis für legal erklärt. Abmahnvereine dürfen allerdings für ihr Wirken nur eine Kostenpauschale erheben. Derzeit ist ein Gesetzgebungsverfahren im Gange, welches die Kosten der ersten Abmahnung begrenzt.

Wenn die geforderte Zusicherung nicht unterschrieben zurückgeschickt wird, erlässt das zuständige Gericht auf Antrag des Abmahnvereins eine einstweilige Verfügung. Diese einstweilige Verfügung verbietet z. B. die Fortsetzung der bisherigen Werbung und unter Umständen die entgeltliche Ausübung der beruflichen Tätigkeit. In § 13 UWG hat der Gesetzgeber die Grundlage für die Tätigkeit dieser Vereine geschaffen. Diese Möglichkeiten einer Art »Privatpolizei« für den Verbraucher wurde in der Vergangenheit von vielen Abmahnvereinen leider vor allem als bequeme Geldquelle genutzt und weniger in dem Bestreben, in erster Linie dem Verbraucher zu dienen. Das Gesetz verwehrt zwar Vereinen, die nur zum Schein den Wettbewerb schützen, das Recht zu solchen Abmahnungen, doch der Beweis, dass es sich um Missbrauch und reine Geldbeschaffung handelt, ist nicht leicht zu führen.

Was ist zu tun im Falle einer erhaltenen Abmahnung?

Wenn Sie per Telefon auf angebliche Rechtsverstöße einfach nur hingewiesen werden, sollten Sie dies freundlich zur Kenntnis nehmen. Fragen Sie den Anrufer, ob er privat oder für eine Verbraucherschutzorganisation oder eine ähnliche Einrichtung spricht, damit Sie später wissen, mit wem Sie es zu tun haben. Notieren Sie diese Angaben.

Wenn Sie angeschrieben werden und auch, wenn Sie sich über den möglicherweise unfreundlichen oder anmaßenden Sprachstil ärgern, sollten Sie den Brief gründlich lesen. Prüfen Sie, ob die behaupteten Tatsachen überhaupt zutreffen. Wenn Sie sich im Recht fühlen, sollten Sie abwägen: Erscheint es Ihnen vorteilhafter, die Abmahnung zu unterschreiben und dadurch Zeit und Geld für einen Rechtsanwalt zu sparen, oder ist es Ihnen lieber, sich zu wehren und das Risiko einzugehen, die Aufmerksamkeit eines Gerichts auf sich zu ziehen. Wenn Sie sich wehren wollen, dann sollten Sie sich einen Anwalt nehmen. Das Wettbewerbsrecht ist eine Sache für Spezialisten. Zwar erhalten Sie durch dieses Buch viele Informationen, aber in jedem Einzelfall gibt es Spielräume für Interpretationen, und das Juristendeutsch ist zudem für Laien oft schwer verständlich. Wählen Sie Ihren Anwalt sorgfältig und kritisch aus.

Werfen Sie einen Abmahnbrief nicht einfach in den Papierkorb! Diese »Form der Erledigung« führt dazu, dass Sie später nicht einmal wissen, worin der Vorwurf bestand und wer ihn erhoben hat. Sie riskieren unnötige Kosten, die vermeidbar sind.

Halten Sie also die in der Abmahnung gesetzte Frist ein! Verzichten Sie auf emotional geladene Anrufe bei dem betreffenden Abmahnverein. Streiten Sie nicht mit Ihrem »Gegner« am Telefon herum. Eine Auseinandersetzung, die bei Ihrem Gegner Rachegelüste weckt, ist das Letzte, was Sie brauchen können.

Zunehmend werden auch Gesundheitsämter aktiv, um Verstöße gegen das HeilprG und das HWG zu ahnden.

2. Zusammenfassung von Teil III

Die menschliche Gesundheit ist ein hohes Gut, das auch in der Rechtsprechung einen hohen Stellenwert hat. Gesetze, wie das Heilmittelwerbegesetz (HWG), haben die Aufgabe, Hilfesuchende, Klienten, deren Angehörige und Menschen in deren Umgebung zu schützen. Dieser Schutz betrifft die körperliche und psychische Gesundheit ebenso wie den Schutz vor Ausbeutung. Deshalb gelten strenge Reglementierungen für öffentliche Aussagen von Ärzten, Heilpraktikern und auch Heilern, aber auch für alle anderen »Geschäftsleute«, die einzelnen Menschen oder der »Volksgesundheit« schaden können.

Scheinen diese Reglementierungen auf der einen Seite unüberschaubar vielfältig oder gar übertrieben zu sein, so machen doch zahllose Verstöße gegen den gesunden Menschenverstand, gegen Moral und gute Sitten diese Regeln notwendig. Für den Gesetzgeber ist im Sinne des Verbraucherschutzes nicht allein maßgeblich, ob jemand tatsächlich direkten Schaden bewirkt, sondern bereits eine mögliche Absicht, oder auch nur der Eindruck, den jemand von sich und seinem Tun erweckt. Deshalb wird konsequent gegen jene eingeschritten, die Heilversprechen abgeben, Menschen möglicherweise mit unkorrekten oder unsachlichen Informationen in die Irre führen, die Gesundheit von Menschen gefährden oder in deren Entscheidungsfreiheit ungerechtfertigt eingreifen, aber auch gegen jene, die Ängste oder emotionale Zwangslagen wirtschaftlich zum eigenen Vorteil ausnutzen.

Natürlich könnten Sie sagen: »Die Großen – oder der Kollege dort – die machen das doch auch und denen passiert nichts.« Aber bitte fragen sie sich selbst, mit wem Sie auf einer Stufe stehen und in einem Atemzug genannt werden wollen. Mit jenen, die betrügen, einen falschen Anschein erwecken, Angst machen oder Abhängigkeiten schaffen und andere über den Tisch ziehen – mit denen sicher nicht.

Trotz der oben genannten Einschränkungen – für eine seriöse Öffentlichkeitsarbeit gibt es vielfältige Möglichkeiten. Einige wurden bereits benannt, auf andere werden wir in Teil V eingehen.

Da dieses Buch für bestimmte »Berufsgruppen« geschrieben wurde, soll im Folgenden auf einige speziell eingegangen und auch auf einige ethische Aspekte hingewiesen werden. Auf Ärzten und Heilpraktikern liegt nicht der Betrachtungsschwerpunkt, da diese die entsprechenden Hinweise in ihren berufsrechtlichen Verordnungen finden.

Teil IV
Hinweise zu bestimmten Berufsgruppen

1. Heiler, auch Geistheiler, spirituelle, geistige oder energetische Heiler genannt

Die Grundsatzentscheidung des Bundesverfassungsgerichtes vom März 2004, welche Heilern das legale Arbeiten möglich macht, ohne hierfür zugelassener Heilpraktiker oder Arzt sein zu müssen, ist ein großartiger Schritt. Wir haben in Deutschland die zumindest europaweit liberalste Rechtsprechung, die für alle geistige Heilweisen ohne Reduzierung auf bestimmte »Methoden« gilt! Erstmals wird in der Grundsatzentscheidung offiziell und rechtsgültig davon gesprochen, dass geistiges Heilen die dritte Säule im bundesdeutschen Gesundheitswesen ist. Bevor sich jedoch das geistige, spirituelle Heilen als gleichberechtigt neben klassischer Schulmedizin und Naturheilkunde in unserer Gesellschaft etablieren kann, gibt es noch viel zu tun.

1.1 Rechte und Pflichten von Heilern

Auch wenn im vorangegangenen Kapitel bereits wichtige Hinweise zur Rechtslage gegeben wurden, soll hier eine Zusammenfassung wesentlicher Gesichtspunkte erfolgen.[3]

A.
Der Heiler ist dafür verantwortlich, dass der Klient ihn nicht für einen Arzt hält und geistiges Heilen nicht mit klassischer Heilkunde verwechselt. Ausschlaggebend hierbei ist bereits, welchen Eindruck der Heiler beim Klienten

erweckt oder erwecken könnte. Aus diesem Grund verlangt das Bundesverfassungsgericht vom Heiler entsprechende aufklärende Hinweise.

Der Heiler hat dabei die Wahl:
Entweder gibt er dem Klienten vor (!) dem Beginn der Behandlung ein entsprechendes Merkblatt oder der Heiler bringt gut sichtbar (!) einen Aushang in seinem Behandlungsraum an. Empfehlenswert ist nach wie vor, den Klienten vor der ersten Sitzung schriftlich zu informieren und sich die Information durch Unterschrift bestätigen zu lassen.

Die Klienteninformation könnte (in der schriftlichen Form mit Nennung der Namen des Klienten und des Heilers, Ort und Datum) folgenden Wortlaut haben:

Geistiges Heilen dient der Aktivierung der Selbstheilungskräfte und ersetzt nicht die Diagnose oder Behandlung durch den Arzt oder Heilpraktiker.

Sie können aber auch folgende Klienteninformation nutzen, die ausführlicher ist und den Klienten auf Details hinweist:[4]

Vor Beginn der ersten Sitzung wurde ich auf folgende Punkte aufmerksam gemacht:
1. Es werden keine Diagnosen, Therapien, Behandlungen im medizinischen Sinne durchgeführt oder sonst Heilkunde im gesetzlichen Sinne ausgeübt.
2. Es ist mir bekannt, dass der geistige Heiler über keinerlei medizinische Kenntnisse und Fertigkeiten verfügen muss und dass bei mir auch nicht der Eindruck entsteht, es würde eine ärztliche oder heilpraktische Behandlung durchgeführt.
3. Ich weiß, die Sitzungen können eine ärztliche Behandlung oder Behandlungen durch Heilpraktiker nicht ersetzen. Der geistige Heiler

hält eine Zusammenarbeit mit Ärzten, Heilpraktikern und anderen Therapeuten für sehr wichtig. Daher soll eine laufende Behandlung nicht unterbrochen oder abgebrochen bzw. eine künftig notwendige Behandlung nicht hinausgeschoben oder ganz unterlassen werden. Die Verantwortung für meine Entscheidungen liegt ganz bei mir selbst.

4. *Es wurden mir gegenüber keinerlei Versprechungen abgegeben, dass eine Heilung stattfindet, sodass in mir keine falschen Hoffnungen geweckt wurden.*

5. *Es ist meine freie Verantwortung und Entscheidung, die Besuche beim Heiler fortzusetzen oder abzubrechen. Ich kann jederzeit die Zustimmung bzw. die Ablehnung zu den Sitzungsabläufen oder zu den vorgeschlagenen spirituellen Genesungshilfen und allen anderen angebotenen Dienstleistungen und Vorschlägen deutlich machen und entsprechend handeln.*

6. *Ich wurde darüber aufgeklärt, was mich bei den Sitzungen erwartet, und auch darüber, wie sich das Honorar zusammensetzt und berechnet. Vorauszahlungen werden nicht geleistet.*

Und wenn Sie mögen, können Sie hinzusetzen:

7. *Ich habe die Möglichkeit, mich mit Beschwerden an die Ethik-Kommission des DGH zu wenden.*

Ort, Datum, Unterschrift
(bei Minderjährigen die Unterschrift des gesetzlichen Vertreters, bei Tieren die des Tierhalters)

B.
Will ein Heiler Diagnostik in seine Arbeit mit Klienten einbeziehen, ist hierfür nach in Deutschland geltendem Recht in jedem Falle eine Heilpraktikererlaubnis oder eine ärztliche Approbation notwendig.

C.

Dasselbe gilt, wenn Heiler Therapien in ihre Arbeit einbeziehen wollen, die nicht zum geistigen Heilen zählen, wie Dorn-Breuss-Behandlungen oder Fußreflexzonenmassage. Ohne Bedeutung ist es, ob Krankenkassen dies als Therapie anerkennen und bezahlen und auch ob der Heiler solche Techniken oder Therapien beherrscht. Das gilt ebenso für naturheilkundliche Behandlungen jeder Art. Nur wenn Sie Arzt oder Heilpraktiker sind, dürfen Sie etwas verordnen oder empfehlen. Wie bereits gesagt: Kräuter, Tees, Bachblüten und sämtliche Essenzen, ja nicht einmal Lebensmittelempfehlungen gehören zum Heiler. Empfehlen Sie stattdessen lieber einen kompetenten Heilpraktiker, einen Arzt oder einen Ernährungsberater etc. Mitgeben können Heiler ihren Klienten jedoch rein rituelle, spirituelle »Dinge«, wie geweihte Talismane, Amulette, Gebete oder Mantras, geweihtes Wasser usw.

D.

Die Bezeichnung »Therapeut« – ob nun separat, als Zusatz oder in welcher Form auch immer – verbietet sich im Sinne der Grundsatzentscheidung von selbst. Wir sind auf Seite 73 ausführlich hierauf eingegangen. Die Bezeichnung »Therapeut« kann beim Klienten den Eindruck erwecken, man übe Heilkunde aus. Auch Heilpraktiker dürfen sich nur »Heilpraktiker« und nicht zusätzlich »Therapeut« nennen.

E.

Das Testen mit radionischen Hilfsmitteln, wie Pendel oder Rute, und die Information von Klienten über entsprechende Testergebnisse zählt nicht zum geistigen Heilen, sondern zur Radionik/Schwingungsmedizin. Die Radionik gehört im Sinne der Grundsatzentscheidung nicht zu den geistigen Heilweisen, da hier Diagnosen gestellt und, im weitesten Sinne, medizinisch-technische Geräte verwendet werden. Dieses Verfahren dürfen auch gegenwärtig nur Ärzte und Heilpraktiker einsetzen. Dies gilt für alle radio-

nische Geräte, Black-Boxen, Orgonstrahler und sämtliche anderen Gerät-
schaften, die auch nur den Eindruck medizinischer Geräte oder Instrumen-
te beim Klienten erwecken könnten.

F.

Grundsätzlich ist die Arbeit von Heilern nicht auf das Beseitigen von konkreten Symptomen, Krankheiten und dergleichen gerichtet, sondern auf
den ganzen Menschen und die Aktivierung seiner Selbstheilungskräfte.
Nach geltendem Recht ist die gezielte Krankheitsbehandlung nur dann erlaubt, wenn die Diagnose vom Arzt oder Heilpraktiker stammt. Der Arzt
oder der Heilpraktiker darf also Patienten zum Heiler schicken. Für den
Arzt/Heilpraktiker ist das kein Problem, da nicht medizinische, sondern
seelsorgerische Verantwortung übertragen wird.

G.

Der Heiler kann in der eigenen Praxis oder zu Hause arbeiten. Die Zusammenarbeit von Ärzten, Heilpraktikern, Therapeuten und Heilern ist mit der
aktuellen Rechtslage wesentlich unkomplizierter für alle, da jeder seinen
eigenen Kompetenzbereich hat. Die neue Rechtsprechung macht Ärzten
die Zusammenarbeit mit Heilern endlich leichter. Der Arzt trägt lediglich
die Verantwortung für seinen Teil der Arbeit: für die medizinische Behandlung. Da geistiges Heilen mit der Grundsatzentscheidung des Bundesverfassungsgerichtes eindeutig als nicht medizinische Behandlung gilt, ist der
Arzt von der Verantwortung für das Tun eines Heilers entbunden. Der Arzt
oder Heilpraktiker kann nun jederzeit seine Patienten auf die Möglichkeiten
geistig-spirituellen Heilens hinweisen und sogar Heiler empfehlen.

H.

Wer haupt- oder nebenberuflich als Heiler arbeiten will, ist zur Anmeldung
eines Gewerbes verpflichtet im Rathaus der Stadt oder Gemeinde, in der
er diese Tätigkeit ausübt. Zu beachten sind deshalb die Rechte und Pflich-

ten von Gewerbetreibenden. Beachten Sie: Auch Spenden sind Einnahmen und demzufolge steuerpflichtig! Auch die Höhe oder Regelmäßigkeit von Einnahmen hat nichts mit der Meldepflicht zu tun – was zählt, ist die »Gewinnabsicht«. Es ist ratsam, sich vor der Existenzgründung durch einen Steuerberater oder andere fachkompetente Stellen beraten zu lassen.

Hinweise zum Thema Existenzgründung, Praxisführung und dergleichen finden Sie auch in Teil V dieses Buches.

Nach geltendem Recht verboten für Heiler, die nicht Ärzte oder Heilpraktiker sind, sind:

- Diagnosen, wie z. B. Analysen durch Radionik,
- Verordnung von Bachblüten, Essenzen, Heilsteinen oder anderen Mitteln, die als Heilmittel benutzt werden sollen,
- Werbung mit der heilenden Wirkung bestimmter Gegenstände,
- Werbung mit Krankengeschichten oder Dankschreiben.

1.2   Freiwillige Selbstkontrolle

Jene Heiler, die dieses Buch gekauft und bis hierhin »durchgehalten« haben, gehören sicher zu der großen Mehrheit, die um seriöse und für Hilfesuchende nützliche Arbeit bestrebt sind. Was können Sie tun, um sicherzugehen, dass Sie sich im Rahmen des Gesetzes bewegen? Neben dem Nachdenken über die geschilderten gesetzlichen Rahmenbedingungen und dem Ableiten persönlicher Konsequenzen ist vielleicht der folgende Vorschlag eine Möglichkeit: die freiwillige Selbstkontrolle. Gehen Sie die unter Bezug auf HeilprG, HWG und UWG gegebenen rechtlichen Hinweise in aller Ruhe noch einmal kritisch durch. Beantworten Sie sich selbst Fragen, wie:

• Könnte irgendetwas an meiner Außendarstellung oder meinem Tun den Eindruck erwecken, ich würde »Heilkunde« ausüben? Untersuche ich Menschen und stelle somit Diagnosen? Erkläre ich, dass die von mir angewandte(n) Methode(n) bei bestimmten Beschwerden hilft/helfen? **Nein!**
• Gebe ich direkt oder möglicherweise indirekt Heilversprechen ab? Habe ich mich in meiner öffentlichen Darstellung auf bestimmte Krankheiten oder Symptome »spezialisiert« und erwecke womöglich hierdurch eine falsche Erwartungshaltung bei Hilfesuchenden? **Nein!**
• Sind meine Berufsbezeichnung, das Praxisschild, Visitenkarten und Flyer, meine Homepage, die Benennung und Erklärung der von mir praktizierten Arbeitsweisen korrekt? **Ja!**
• Welche Methoden oder Heilweisen biete ich an? Bin ich bereit, wenn ich manuelle, psychotherapeutische oder andere Methoden anwenden will, die nicht zum geistigen Heilen gehören, den Weg der Zulassung z. B. als Heilpraktiker zu gehen? **Ja oder Nein?**
• Mache ich Hilfesuchenden ihre Verantwortung für ihr Leben auf konstruktive, ermutigende Art bewusst und unterstütze sie bei der Gestaltung eines selbstbestimmten Lebens? **Ja!**

Wir freuen uns, dass Sie selbstkritisch, mit wachem Blick, einem großen Herzen, mit gesundem Selbstbewusstsein und Menschenverstand sowie mit einem »gerüttelt Maß Gottvertrauen« den für Sie und Ihre Klienten richtigen Weg gehen.

2. Medien

Es gibt viele verschiedene Formen, wie Medialität sich äußert, wo individuelle Stärken und persönliche Ambitionen liegen. So gibt es schreibende, musizierende, sprechende, malende oder heilende Medien, Inkorporationsmedien und andere Medien. Bereits Allan Kardec setzte sich in seinem *Buch der Medien* und anderen Schriften intensiv mit dieser Thematik auseinander. Geistiges, spirituelles Heilen vollzieht sich in Verbindung mit der geistigen Welt, ist also eine Form von Medialität.

Landläufig versteht man unter Medien allerdings jene, die gezielt mit geistigen Wesen in Verbindung treten, um deren Äußerungen auf die eine oder andere Art zu nutzen, um Hilfesuchende zu beraten und ihnen Anregungen für ihr Leben zu geben. Seien diese Geistwesen nun verstorbene Angehörige oder entfernte Ahnen, seien dies Schutzwesen oder Engel, Naturwesen oder andere – wesentlich ist der Umgang mit Wahrnehmungen, mit deren Interpretation und der Weitergabe an Hilfesuchende. Die Arbeit von Medien, aber auch von Kartenlegern, ist eine höchst verantwortungsvolle und sensible Tätigkeit. Sie dient ebenso wie die Arbeit anderer Lebensberater dazu, Hilfesuchenden »Hilfe zur Selbsthilfe« und Unterstützung beim Nachdenken zu geben – und nicht dazu, Entscheidungen zu manipulieren oder gar abzunehmen.

Kompetente Medienschulen sind sich einig in der Formulierung wesentlicher Grundprinzipien medialer Arbeit und stimmen darin überein, dass die mediale Tätigkeit einer intensiven Ausbildung bedarf. Zu den ethischen und praktischen Eckpfeilern medialer Arbeit zählen z. B.:

- Der Fokus von Medien liegt auf den positiven Seelenkräften, auf den Potenzialen des Menschen, Medien betonen diese gegenüber den Klienten, da vor allem die Ausrichtung auf das Positive einen Menschen in dessen Veränderung unterstützen kann.
- Das Ziel medialer Beratungen ist es, den Klienten »in Bewegung« zu bringen, damit dieser selbstbewusst und selbstbestimmt seinen Lebensweg gehen kann.
- Durch das Medium erfolgt weder eine Bewertung des Klienten, noch eine Bewertung von Wahrnehmungen jeglicher Art, keine Be- oder gar Verurteilung.
- Ein Medium macht keinerlei bestimmte Vorhersagen, da es die Willens- und Entscheidungsfreiheit des Klienten achtet.
- Selbstbestimmung, Willens- und Entscheidungsfreiheit sowie Stärkung des Selbstbewusstseins von Klienten haben Priorität. Verantwortungsvoll arbeitende Medien achten darauf, weder Emotionen oder Überzeugungen von Hilfesuchenden zu manipulieren noch irgendeine Form der Abhängigkeit von medialen Aussagen oder den Ratschlägen des Mediums herbeizuführen – Medien machen dem Ratsuchenden also bewusst, dass niemand ihm Entscheidungen für sein Leben abnehmen oder Probleme lösen kann. Medien verstehen sich als Ratgeber oder Begleiter auf Zeit und machen sich möglichst schnell »entbehrlich«.
- Medien teilen nur solche Wahrnehmungen oder Botschaften mit, die eine konstruktive Bedeutung für den Klienten haben und unterlassen die Verkündung von Sensationen, Enthüllungen oder negativen Ankündigungen.
- Medien prüfen (selbst-)kritisch die Herkunft von Botschaften, sind zurückhaltend und ebenso (selbst-)kritisch mit Zuordnungen, Deutungen und anderen Interpretationen.

Die mediale Beratung ist also etwas anderes als Wahrsagerei, Zukunftsdeutung oder ähnliches, wie es uns nicht nur in alten Filmen, sondern auch in aktuellen Zeitschriften, Illustrierten und Kleinanzeigen von Tageszeitungen begegnet. Versprechen, wie Partnerzusammenführung oder die Lösung sonstiger Lebenskonflikte oder -probleme, sind einerseits (versuchter) Betrug und Irreführung, andererseits im übertragenen Sinne nicht zu haltende Heilungsversprechen, da es nicht in der Zuständigkeit von Medien, Kartenlegern, Heilern oder sonstigen Beratern steht, anderen Menschen Entscheidungen über deren Leben abzunehmen.

Magie – alte oder neue, weiße oder schwarze – hat mit geistigem Heilen ebenso wenig zu tun wie mit medialer, spiritueller oder anderer Beratungsarbeit.

3. Lebensberater, Coachs und Persönlichkeitstrainer

Die für Medien und Heiler genannten Zielrichtungen und Absichten der Arbeit gelten übertragen auch auf Lebensberater und Persönlichkeitstrainer. Auch sie sind für Klienten Wegbegleiter auf Zeit. Für Beratungen aller Art, für Trainings und Coachings halten wir zumindest ein Minimum an psychologischen Grundkenntnissen für notwendig. Mit verschiedensten Methoden – von Focusing, über Reinkarnationsbegleitungen bis hin zu diversen karmischen und anderen energetischen Auflösungen – können tiefgreifende emotionale, psychische Prozesse ausgelöst werden, durch die Klienten konstruktiv und für sie gewinnbringend begleitet werden müssen. Werden solche Prozesse durch den Berater oder Therapeuten nicht beherrscht, kann es geschehen, dass Traumata, Psychosen, Borderline-Syndrom und andere schwerwiegende psychische Störungen und Ungleichgewichte bei Klienten nicht rechtzeitig erkannt werden. Dies kann schwerwiegende Folgen für den Klienten haben.

Oft werden systemische Aufstellungen, Familienaufstellungen und vielfältige andere, teils miteinander kombinierte Formen von Aufstellungen angeboten – von Lebensberatern, von Heilern und anderen. Systemische und Familienaufstellungen gehören in die Hände erfahrener, gründlich psychologisch ausgebildeter Therapeuten! Hier handelt es sich weitgehend um psychotherapeutische Arbeit, auch wenn die Grenzen zu spirituellen, geistigen oder energetischen Bereichen oft fließend sind. Ähnliche Prozesse können auch bei »Reinkarnationstherapien« stattfinden, sodass auch hier ein hohes Verantwortungsbewusstsein und das Respektieren der eigenen Grenzen als Berater bzw. Therapeut selbstverständlich eingehalten werden müssen. Das wichtigste Leitmotiv für Lebensberater, Persönlichkeitstrainer und Coaches ist – wie bei Heilern und Medien – die Stärkung von Klienten, damit diese Schritt für Schritt einen selbstbestimmten Lebensweg gehen können und sich der Verantwortung für ihr eigenes Leben auf konstruktive Weise bewusst werden.

4. Ausbilder, lehrende und unterrichtende Berufe

Lehrer, Ausbilder oder Referenten stehen in besonderer Verantwortung, da sie nicht nur Wissen und Erfahrungen an ihre »Schüler« weitergeben, sondern auch durch ihr eigenes Vorbild und die vermittelten Werte in vielfältiger Weise die Teilnehmer an ihren Seminaren und Konsultationen beeinflussen. Spirituelle Lehrer, Ausbilder geistiger Heilweisen oder spiritueller Lebensberatung genießen einen besonderen Vertrauensvorschuss, weil bei ihnen besonders hohe ethische und moralische Ansprüche vorausgesetzt werden. Umso größer ist die Verantwortung für Schüler, Kursteilnehmer, Zuhörer und andere Klienten zu werten. Neben der Wissensvermittlung ist es daher für Ausbilder eine wichtige Aufgabe, auf die konstruktive Persönlichkeitsentwicklung ihrer »Zöglinge« zu achten und diesen Prozessen genügend Raum im Rahmen von Ausbildungen zu geben.

»Ein guter Lehrer ist derjenige, der sich freut, wenn seine Schüler über ihn hinauswachsen und seiner bald nicht mehr bedürfen«, sagte irgendwann ein weiser Mensch. Also weder die Anzahl der Schüler noch ob Schüler über lange Zeit wie Jünger »an den Lippen des Meisters hängen« sind Qualitätskriterien für Ausbilder und Lehrer.

Wer geistiges, spirituelles Heilen unterrichtet, Lebensberatung, Medialität schult oder ähnliches, der muss damit rechnen, dass einige Ausbildungsteilnehmer über die Schritte der Selbsterkenntnis und Selbstheilung hinaus die erworbenen Kenntnisse irgendwann beruflich nutzen wollen. Deshalb halten wir die intensive Unterrichtung über rechtliche Rahmenbedingungen und andere praktische Grundlagen für unabdingbar, ohne Ausbilder deshalb zu Existenzgründungsberatern machen zu wollen. Das vorliegende Buch soll hierfür Anregungen geben.

5. Zusammenfassung von Teil IV

Ob nun Ausbilder, Heiler oder Berater – die Verantwortung jedes Einzelnen ist groß, ebenso wie die Aufgaben herausfordern und die Ergebnisse sehr erfüllend sein können. Die Zusammenfassung für dieses Kapitel ist kurz: Kein Mensch kann die Probleme anderer Menschen beseitigen oder lösen. Die Aufgabe kann es nur sein, Patienten, Klienten und Schüler stark zu machen für ein selbstbestimmtes, freudvolles Leben.

Teil V
Existenzgründung – Existenzsicherung

1. Die eigene Existenz

1.1 Vorbemerkungen

Egal, was wir tun wollen, ob nun das Schlafzimmer tapezieren oder den neuen PC anschließen – es passiert uns ziemlich leicht, dass wir die Phase der Vorbereitungen auslassen und uns gleich in die Arbeit stürzen. Diese vorbereitenden Tätigkeiten sind einfach ein bisschen langweilig. Aber für die wirklich wichtigen Dinge im Leben – und Ihre berufliche Existenz ist eines davon – ist die Vorbereitung einfach alles. Dabei ist die Vorbereitung zur Planung genauso wichtig wie die einzelnen Schritte zur Erstellung eines Plans. Aber auch für den bereits seit längerem Selbstständigen ist es ab und an wichtig zu sehen, wo das Unternehmen herkommt und wie es sich im Laufe der Jahre verändert hat. Indem wir die Leistungen der Vergangenheit beurteilen, gewinnen wir eine Vorstellung davon, was wirklich funktioniert hat, was nicht gut gelaufen ist und vor allem warum das so gewesen ist. Wir müssen die Fehler der Vergangenheit nicht unbedingt in der Zukunft noch einmal machen.

1.2 Businessplan

Für einige von Ihnen wird der Businessplan, auch Unternehmensplan oder Geschäftsplan genannt, eine Notwendigkeit sein, um an Geld für die Existenzgründung oder die Existenzerweiterung zu kommen. Er ist dann eine Formalität oder schlimmstenfalls eine lästige Angelegenheit. Aber er ist nicht nur notwendig, um einen Kredit zu bekommen, er ist auch ein sehr leistungsstarkes Werkzeug: ein Werkzeug, um die Arbeitsbedingungen Ihrer Existenz und damit auch Ihren geschäftlichen Erfolg zu optimieren.

Ist ein Businessplan etwa Zauberei? Nein, damit hat er am wenigsten zu tun. Ein Businessplan funktioniert, weil Sie bei der ernsthaften Beschäftigung mit der Planung gezwungen werden, darüber nachzudenken, was Sie tun. Sie müssen sich vorstellen, wie Ihre Existenz in der Zukunft aussehen soll und wie Sie dahin kommen möchten. Der Plan dient dann als Vorlage, die Sie Schritt für Schritt die gewünschten Ziele erreichen lässt.

Das hat folgende Gründe:

• Für die Erstellung eines Businessplanes ist es unbedingt erforderlich, dass Sie Ihren Bereich der alternativen Gesundheits-, Berater- oder Lehrberufe, Ihre potenziellen Klienten und Ihre Mitwettbewerber genau studieren, damit Sie wissen, welche realen Chancen Sie haben und welche Risiken auf Sie zukommen.

• Sie müssen sich selbst ganz genau unter die Lupe nehmen, damit Sie Fähigkeiten und Ressourcen, Stärken und Schwächen und Ihre Wettbewerbsvorteile (warum sollen denn Klienten ausgerechnet zu Ihnen kommen?) ehrlich und objektiv einschätzen können.

• Sie müssen eine Finanzprognose und eine Finanzplanung aufstellen, sodass Sie genau wissen, wo Sie heute stehen und was die Zukunft bringen muss.

Sie sind mit einem Businessplan für eine unsichere Zukunft gut gerüstet, weil Sie Geschäftsstrategien und Alternativen entwickeln müssen, um Ihre Erfolgschancen zu erhöhen. Noch einmal, egal ob Sie den Businessplan nur für sich selbst machen oder ihn irgendwo vorlegen müssen, er ist das Spiegelbild dafür, wie reiflich und sicher Sie sich Ihre Existenzgründung oder Existenzfestigung durchdacht haben. Und kein Gründer wird wohl das »Abenteuer Selbstständigkeit« mit der festen Absicht des Scheiterns beginnen wollen. Oder ?

Zu dem Thema Businessplan gibt es Literatur, Internethilfen und Veranstaltungen ohne Ende. Wir haben uns aus dieser Vielfalt heraus speziell auf den Bereich der alternativen Gesundheits-, Berater- und Lehrberufe fokussiert. Doch woraus also besteht nun ein solcher Businessplan?

1.2.1 Zusammenfassung

Am Anfang steht die Zusammenfassung des nachfolgenden Planes. Sie sollte nicht mehr als zwei Seiten umfassen und dem Leser einen schnellen und kompakten Überblick über Ihre Existenzgründung oder -erweiterung geben.

Darin sollte enthalten sein:
• Name des (zukünftigen) Unternehmens
  Haben Sie alle rechtlichen, ethischen und formellen Anforderungen bedacht?
• Name des Gründers
  Gründen Sie allein, oder sind Sie mehrere Personen?
• Wie lautet Ihr Dienstleistungsangebot?
• Was ist das Besondere daran?
• Wie sieht es mit Ihren Erfahrungen, Kenntnissen und Qualifikationen für diese Dienstleistung(en) aus?
• Welchen Klienten wollen Sie diese Leistungen anbieten?
• Wie wollen Sie diese Klienten »erreichen«?
• Wie viel Kapital benötigen Sie?
• Welche kurz- und langfristigen Umsatzziele haben Sie sich gesetzt?
• Wann wollen Sie mit Ihrem Vorhaben starten?
  Ein selbst festgelegter Termin ist ein wunderbares Eigendruckmittel.

- Welche Ziele haben Sie sich selbst gesetzt?
- Welche Risiken haben Sie erkannt?

1.2.2 Gründerperson/Inhaber

Gerade im Bereich der alternativen Gesundheitsberufe dreht sich natürlich alles um den Unternehmensinhaber. Also ist dieses Kapitel von großer Bedeutung. Zeigen Sie genau auf, über welche fachliche und unternehmerische Qualifikation Sie verfügen. Wie verlief Ihr bisheriger Lebensweg? Warum sind Sie der Meinung, alle Voraussetzungen zu erfüllen, um erfolgreich zu sein? Haben Sie besondere Qualifikationen oder Erfahrungen? Stellen Sie sie dar.

Die Umsetzung Ihrer Geschäftsidee, auch im Bereich der alternativen Gesundheitsberufe, verlangt den Unternehmer/die Unternehmerin. Sie selbst sind die treibende Kraft. Überprüfen Sie Ihre An- und Einsichten einmal an den nachfolgenden Fragen. Diese sind natürlich nicht endgültig und abschließend, aber sie vermitteln ein gewisses Gefühl für einen Unternehmer.

Sie gründen nicht aus Not oder Verzweiflung, sondern weil Sie überzeugt sind, dass die berufliche Selbstständigkeit für Sie das Richtige ist? Sie können selbstständig, also ohne Vorgaben, handeln und zu Ihren Entscheidungen stehen; auch in Stresssituationen bewahren Sie einen kühlen Kopf? Sie sind psychisch und physisch belastbar; ein eventueller Urlaubsverzicht in den Anfangsjahren ist kein Problem, die Familie steht hinter Ihnen, anfängliche Niederlagen »werfen Sie nicht aus der Bahn«, Sie denken in Lösungen nicht in Problemen und eine anfängliche Arbeitswoche von mehr als 50 Stunden schreckt Sie nicht? Kein festes und regelmäßiges Einkommen zu haben haben Sie bedacht? Sie haben Disziplin im Umgang mit Geld? Eine anfängliche finanzielle Einschränkung belastet Sie nicht und Sie haben einen guten Kontakt zu Ihrer Bank? Sie können mit kaufmännischen und betriebswirtschaftlichen Grundbegriffen etwas anfangen? Sie haben Vorstellungen zu Marketing und Vertrieb? usw.

Denken Sie immer daran, der unbeteiligte Dritte, also der Leser des Businessplanes, sollte sich allein anhand Ihrer Beschreibungen ein möglichst umfassendes Bild von Ihnen machen können. Andererseits ist es auch ein sehr geeigneter »Spiegel«, um sich selbst ab und an zu hinterfragen.

1.2.3 Dienstleistungen

1.2.3.1 Leistungsbeschreibung: Über das eigene Tun Auskunft geben

Gleichgültig, ob Sie an Ihrem Businessplan arbeiten, einen Vortrag halten, ein Informationsblatt gestalten, mit der Nachbarin sprechen oder einen Klienten am Telefon haben – in jedem Falle müssen Sie über sich selbst und das, was Sie tun, Auskunft geben können. Alles in Sachen Öffentlichkeitsarbeit steht und fällt damit, dass Sie kurz, prägnant und verständlich auf die Frage antworten können: »Was machen Sie eigentlich beruflich?« Sie sehen sich oft Menschen gegenüber, die fragen – oder zumindest denken: »Heilenergie, ... so so. Bioenergie, ... mhm. Und was ist dann Reiki? Wo kommt die Energie her?« oder »Kinesiologie, Craniosacraltherapie, ... – was ist das?«

Sie können solche und andere Fragen »wie aus der Pistole geschossen« beantworten? Klasse! Denn: Wer seine berufliche Existenz auf geistig-spirituelles Heilen, auf Naturheilkunde oder andere ganzheitliche oder spirituelle Methoden konzentrieren will, braucht bodenständiges Rüstzeug und muss solche Fragen verständlich beantworten können. Verständlich für Laien!

Im Amerikanischen gibt es den Punkt der »elevator speech«, der »Aufzugs-rede«. Könnten Sie einer Person – bei einem zufälligen Treffen im Fahrstuhl – innerhalb von 20 Sekunden treffend erläutern, was Ihre Dienstleistung ist und was das Besondere daran ist? Die Beschreibung Ihrer Dienstleistung(en), insbesondere in den »alternativen Bereichen« kann nicht hoch genug ein-geschätzt werden. Wir werden es im Folgenden noch mehrmals mit die-sem Thema zu tun haben.

Machen Sie »irgendwas« für »irgendwen«? Sicherlich nicht. Aber was ge-nau machen Sie? Nehmen Sie sich ausreichend Zeit, um dieses wesentliche Element Ihrer Tätigkeit zu beschreiben. Nur wenn der potenzielle Patient, Klient oder Kunde versteht, was Sie tun, und wenn er erkennt, dass dies für ihn genau das Richtige ist, wird er zu Ihnen kommen und nicht zu einem Ihrer Mitwettbewerber gehen. Wir möchten Ihnen einige aus betriebswirt-schaftlicher Sicht formulierte Fragen stellen, die Sie beim Nachdenken un-terstützen sollen:

- Was sind meine »Leistungsmerkmale« – was biete ich an und was eben nicht?
- Welche emotionalen Vorteile hat der Klient von meiner Leistung?
- Welchen konkreten, relevanten Nutzen bietet meine Leistung?
- Was macht meine Leistung unverwechselbar?
- Was ist dabei meine besondere »Kernkompetenz«?

Und für bereits bestehende Unternehmen:
- Was sind meine wichtigsten bisherigen Leistungen bzw. Leistungsfak-toren?
- Was werden meine wichtigsten künftigen Leistungen sein?

Bitte denken Sie daran, dass – wenn es um Gesundheit oder Genesung geht – deutsche Patienten es gewohnt sind, mit der Krankenversicherungskarte zum Arzt zu gehen, ohne noch extra bezahlen zu müssen. Für die meisten

Dienstleistungen, die Heiler, Lebensberater, Ernährungsberater usw. anbieten, muss der Klient jedoch seinen eigenen Geldbeutel zücken und bezahlen, da es eben keine Kassenleistungen sind. Er wird sich also sehr genau überlegen, je nach dem wie er die Leistungsbeschreibung verstanden hat, wo bzw. bei wem er sein Geld ausgeben wird, um die für ihn optimale Leistung zu erhalten.

Über Ihre Leistungsbeschreibung für den Businessplan hinausgehend folgen an dieser Stelle weitere Hinweise zu Fragen aus dem Alltag und zu möglichen Antworten. Trainieren Sie, Fragen wie die folgenden so zu beantworten, dass der Nachbar, ein Patient, die Fleischereiverkäuferin, der Kraftfahrer oder auch der Physiotherapeut, der Allgemeinmediziner oder Ihr Zahnarzt Ihre Antwort versteht und Vertrauen zu Ihnen fasst.

• Was ist geistiges Heilen, was ist z. B. Handauflegen/Schamanismus/Reiki (Ihre Heilmethode)?
• Was ist Kinesiologie, Rolfing, Craniosacraltherapie ...?
• Was bilden Sie aus?
• Wie sind Sie zu dieser Heil-, Behandlungs- oder Beratungsmethode gekommen, warum praktizieren Sie diese? Verdeutlichen Sie Ihre Motivation.
• Wie wirkt z. B. Handauflegen? Wie wirkt Homöopathie? Was bewirkt eine Paartherapie?
• Welche bzw. wie viel Erfahrung haben Sie?
• Woher kommt die Heilenergie, die energetische Information eines homöopathischen Medikaments?
• Was kostet eine Behandlung/Beratung bei Ihnen?

Eine typische, von Klienten oft gestellte Frage besonders an Heiler ist: Was können Sie denn so alles heilen bzw. was haben Sie schon alles geheilt? Diese Frage ist »tückisch«, wenn wir im ganzheitlichen Sinne davon ausgehen, dass eigentlich jeder sich selbst heilt und Ärzte, Heiler, Therapeuten oder auch Medikamente und Therapien lediglich unterstützen. Im Sinne des geistigen, spirituellen Heilens gehen wir außerdem davon aus, dass »Gott« heilt, das Universum. Hinzu kommt, dass geistiges Heilen ja nicht auf die Beseitigung von Symptomen oder Krankheiten ausgerichtet ist.

Speziell für Heiler seien hier einige weitere Hinweise und Anregungen gegeben. Für die Beantwortung der Frage, was geistiges, spirituelles Heilen ist, können Sie beispielsweise die Definition zurate ziehen, die der Dachverband Geistiges Heilen e. V. formuliert hat.

Hier eine Kurzfassung:

»Geistiges Heilen ist eine Kunst und eine Wissenschaft.
Geistiges Heilen basiert auf einem ganzheitlichen Welt- und Menschenbild. Geistiges Heilen geht davon aus, dass die Welt und jedes einzelne Wesen ein beseeltes, komplexes, natürliches, energetisches System darstellt, welches von einer universellen Schöpferkraft/einem universellen Bewusstsein beeinflusst wird.
Krankheiten werden als eine Störung in einem solchen komplexen Regulationssystem gesehen und nicht als losgelöste, eigenständige Fehlfunktion eines biochemisch-mechanischen ›Apparates‹.
Sind Energieflüsse aus dem Gleichgewicht geraten, kann es entsprechend zu Mangel an Energie oder zu Überschüssen in bestimmten Bereichen kommen. Dies wiederum kann sich in Störungen des Wohlbefindens und der Gesundheit niederschlagen. Durch geistig-spirituelles Heilen kann der Fluss dieser Energien aktiviert und harmonisiert werden. Oder anders gesagt: Geistiges Heilen zielt darauf ab, durch Aktivierung der Lebens- bzw. Bioenergie die Selbstheilungskräfte zu aktivieren und zu stärken und somit Genesung und Heilung zu fördern.
Geistiges Heilen ist ein Angebot an Hilfesuchende, welches gleichberechtigt neben klassischer Schulmedizin und allen ganzheitlichen therapeutischen Angeboten steht. Aufgabe und Ziel ist es, Heilung im ganzheitlichen Sinne zu fördern, die Selbstheilungskräfte anzuregen sowie Menschen beim Wahrnehmen ihrer Eigenverantwortung zu ermutigen und zu unterstützen.

Geistig-spirituelle Heilbehandlungen können bei jeder Art von Erkrankung oder Befindlichkeitsstörung, bei Stress, bei körperlichen und bei seelischen Verletzungen angewandt werden. Geistig-spirituelle Heilbehandlungen können sowohl jede andere Therapie ergänzen als auch eigenständig angewandt werden.

Heilung und Genesung im ganzheitlichen Sinne können zu jedem Zeitpunkt und in jeder Situation geschehen. Weder Anamnese noch Diagnosen sind erforderlich, damit geistige Heilmethoden wirken – die medizinisch diagnostizierte Art und Schwere einer Krankheit steht daher nicht in direkter Beziehung mit dem Ergebnis der Heilbehandlung.«[5]

Auf die Frage, wie geistiges Heilen wirkt oder wo die Heilenergie herkommt, ist es erfahrungsgemäß von Vorteil, den entspannenden Aspekt von geistigen Heilweisen hervorzuheben. Sie können sagen:»Geistiges Heilen wirkt sowohl auf der körperlichen wie auf der psychischen bzw. der seelischen Ebene. Indem der Klient sich innerlich gestärkt fühlt, wird es ihm auch körperlich besser gehen.« Konzentrieren Sie sich in Ihren Aussagen auf die Wirkung, z. B.: Geistiges Heilen wirkt entspannend und hilft Klienten, innerlich ruhig und ausgeglichener zu sein. Innere Stärke und Ausgewogenheit sind immer wichtig für Heilung und Genesung. Geistiges Heilen wirkt vor allem psychisch stabilisierend.

Seien Sie nicht traurig, dass Sie keine »wissenschaftliche Erklärung« für verschiedene Dinge haben. Wenn Sie umfassend und »wissenschaftlich zweifelsfrei nachvollziehbar« erklären können, was konkret »universelle Lebensenergie« (Chi, Prana, Reiki usw.) ist oder wo diese Energie herkommt, dann sind Sie ein Kandidat für den Nobelpreis!
Der berühmte Physiker Max Planck zum Beispiel hat sein Leben lang nach dieser Energie gesucht – und nach Erklärungen. Er sagte einmal dazu, dass immer, wenn er meinte, wieder einen Teil erklären zu können, sei er zu einer noch viel größeren und umfassenderen Energie gekommen, die scheinbar alles zusammenhalte und die er wiederum nicht habe erklären können.

Wenn Sie auf diese Worte hinweisen, kommt zumeist schon ein Lächeln und somit Entspannung ins Gespräch. Und schließlich: Auch wenn die Wissenschaft eine Zeit lang brauchte, um zu beweisen, dass die Erde sich um die Sonne bewegt und keine Scheibe ist, so war dies ja schon so und nicht erst seit dem Beweis durch die Wissenschaft ...

Bitte halten Sie sich mit spirituellen, religiösen, esoterischen Erklärungsversuchen zurück und versuchen Sie es z. B. so: Die Lebensenergie, auch Bioenergie, Prana, Chi oder Reiki genannt, ist eine Kraft, die in der Natur vorhanden ist. Betrachten Sie beispielsweise die Sonnenenergie. Nach einigen Tagen mit nasskaltem, trübem, grauem Wetter fühlen sich viele Menschen schlapp, müde, mit wenig Motivation, manche werden sogar depressiv. Sobald die Sonne für einige Stunden scheint, blühen auch wir Menschen regelrecht auf, wir »tanken auf«. Es geht uns besser: unsere Lebensfreude, Tatkraft und unser Elan wachsen, die Laune verbessert sich, es wird mehr gelächelt, wir fühlen uns besser, ... Allerdings scheint die Sonne nicht immer, besser gesagt: wir sehen sie nicht immer. Ihre Kraft, die Kraft der Natur, aber ist immer vorhanden – auch wenn wir sie gerade nicht spüren oder die Sonne sehen. Die Kraft also ist vorhanden. Und so ist auch die universelle Lebensenergie (die Reiki-Energie/Heilenergie) immer vorhanden.

Das alte japanische Schriftzeichen für Reiki bedeutet beispielsweise nicht nur »universelle Lebensenergie«, sondern auch »Energie, die in der Luft vorhanden ist«. Da viele Leute Schwierigkeiten haben, sich das riesige Universum vorzustellen, ist es gut, diesen eher nachvollziehbaren Vergleich mit der Luft zu benutzen. Verwenden Sie generell möglichst solche Beispiele, mit denen Ihr Gegenüber etwas anfangen kann. Stellen Sie sich auf Ihren Gesprächspartner ein.
Gute und wichtige Hinweise – besonders wenn es um die Zusammenarbeit zwischen Heilern und Schulmedizinern geht, finden Sie auch in dem

Buch: *Reiki und Schulmedizin – Wie Energiemedizin und Klassische Medizin zusammenkommen* von Oliver Klatt und Norbert Lindner, erschienen im Windpferd-Verlag.

1.2.3.2 Besonderheiten der Businessplanung

Im Zusammenhang mit der Planung Ihres Unternehmens ist es besonders wichtig, Ihre *Leistungsbesonderheiten* gegenüber den Mitwettbewerbern zu erforschen und auch entsprechend darzustellen: Was macht Sie und Ihre Leistungen so besonders, dass die potenziellen Klienten auch ganz sicher zu Ihnen kommen werden? Sie müssen sich Gedanken darüber machen und diese am besten auch zu Papier bringen, wie Sie sich im Wettbewerb um die Klienten von anderen unterscheiden, ohne sich zu verzetteln und ohne zum Träger eines »Bauchladens« (ich habe und kann alles und mache es auch) zu werden. Hier kommt auch der Aspekt der Zielgruppe deutlich zum Tragen. Das Ergebnis dieser Überlegungen ist Ihr *Unternehmensprofil*. Je klarer und deutlicher Sie es formulieren, desto besser.

1.2.3.3 Voraussetzungen

Abschließend sollten Sie in diesem Punkt des Businessplanes prüfen bzw. erfragen, ob Sie alle gesetzlichen Formalitäten bzw. Vorschriften beachtet haben (wir sind an verschiedenen Stellen des Buches ja schon darauf eingegangen), alle Voraussetzungen zur Leistungserbringung (Räumlichkeiten, Möbel, Ausstattung, Technik, etc.) bekannt und gegeben sind und wann Sie mit dem Start beginnen wollen. Oder wann Sie als bestehendes Unternehmen z. B. Ihre zusätzlichen Leistungen anbieten wollen.

1.2.4 Marktübersicht

Natürlich steht Ihre Praxistür offen für jeden, der Ihre Dienstleistung in Anspruch nehmen will. Aber Sie sollten Klarheit darüber haben, welche *Zielgruppe*, also welche Klienten, Sie behandeln wollen bzw. Ihr Leistungsangebot zu schätzen wissen. Nur wer seine Zielgruppe wirklich gut kennt, kann sich auf deren Wünsche und Bedürfnisse besonders gut im Vorfeld einstellen.

1.2.4.1 Wer und wo sind die Klienten?

Ihre Klienten sind Ihre *Hauptzielgruppe*. Aus dieser lassen sich aber sogenannte *Kernzielgruppen* herausfiltern. Das sind Klienten, die von Ihren Leistungen ganz besonders profitieren, wir sind also wieder bei den *Kernkompetenzen* Ihrer Leistungen. Beschäftigen sich Ihre Leistungen vornehmlich mit Kindern und Jugendlichen, mit Erwachsenen oder mit älteren Menschen?

Eine Ernährungsberaterin, die sich beispielsweise auf die Zielgruppe der 30- bis 50-jährigen Männer vom »Typ Unternehmer« konzentriert, wird sich Gedanken machen, wie diese Männer leben und arbeiten, wo diese Zielgruppe zu finden ist und wie man sie am besten erreicht bzw. informieren kann. Wann hat diese Zielgruppe z. B. am besten Zeit? Sicherlich nicht vormittags um 11:00 Uhr.

Ein Ernährungsberater, der mit einem Fitness-Studio zusammenarbeitet, in dem hautsächlich eine Klientel an jungen Menschen zwischen 14 und 25 Jahren aktiv ist, muss ganz andere Dinge überlegen.

Eine Ernährungsberaterin, die sich auf die Arbeit mit Gewichtsproblemen von Frauen in und nach den Wechseljahren konzentriert, hat wiederum eine andere Kernzielgruppe.

Ein Lebensberater oder Coach, der vorzugsweise Manager zum Thema Burn out berät, hat eine andere Zielgruppe als jemand, der Paarberatungen macht.

Auch geistige Heiler können durchaus verschiedene Schwerpunkte haben: Jemand, der sich vornehmlich mit ADS- und ADHS-Kindern beschäftigt, wird sich sicherlich ganz andere Fragen stellen müssen als ein Heiler, der im Hospiz aktiv ist und Sterbebegleitung als Schwerpunkt seiner Arbeit gewählt hat.

Ein Ausbilder, der spirituelle Heilweisen lehrt, spricht eine ganz andere Klientel an als eine Yoga-Lehrerin, die mit Kindern und Eltern arbeitet.

Eine mögliche Definitionsmatrix, eine hilfreiche theoretisch-schematische Darstellung Ihrer potenziellen Klienten, richtet sich nach der Beantwortung folgender Fragen:

- Wo leben Ihre Klienten (Geografie)?
  - o Bundesland/Region
  - o Stadt/Gemeinde
  - o regionale Besonderheiten
- Wie »sind« Ihre Klienten (Profil)?
  - o Alter/Geschlecht/Ausbildung
  - o Beruf/Einkommen/Religion
- Wie »handeln« Ihre Klienten (Persönlichkeitsprofil)?
  - o Initiatoren (aufgeschlossen, informiert, interessiert)
  - o Aktive (wohlüberlegt/Risikovermeider/kommen erst zu Ihnen, wenn sich Ihre Leistungen positiv »herumgesprochen« haben)
  - o Passive (skeptisch/extrem vorsichtig/von früheren Anbietern enttäuscht)
  - o Ablehner

Neben Ihrer Kernzielgruppe gibt es inzwischen eine große Anzahl von Begleitzielgruppen. Diese sollten Sie keinesfalls unterschätzen, ergänzen sie sich doch oftmals gegenseitig. Da wären zu nennen:

- Begleitpersonen, Eltern, Ehe- und Lebenspartner des Klienten
- das lokale Umfeld, die direkte Nachbarschaft – sowohl von Ihnen selbst als auch von Ihren Klienten
- Verbände und Vereine
- Netzwerkpartner und Multiplikatoren
- Kooperationspartner

1.2.4.2 Mitwettbewerber

Wir beschäftigen uns nicht »nur so zum Spaß« mit unseren Mitwettbewerbern. Im Bereich des Gesundheitswesens allgemein und im Speziellen im alternativen Gesundheitsbereich sind Praxisinhaber oft vom Willen zu helfen vollständig durchdrungen. So lobenswert dies zweifelsfrei ist, so müssen Sie sich dennoch darüber im Klaren sein, dass es auch hier um »Geld« geht. Und wenn Sie sich an einem Ort niederlassen, an dem es bereits zahllose Anbieter der gleichen Leistung gibt, wird der zu verteilende »Kuchen« nicht größer, sondern die jeweiligen »Stücke« kleiner. Natürlich gibt es flächendeckend noch längst nicht genug Heiler, Berater und viele andere »neue« Berufe – an Heilpraktikern dagegen gibt es in manchen Städten eine bemerkenswerte Häufung. Einerseits ist oft für potenzielle Klienten gar nicht klar, dass es außer dem scheinbar allbekannten Homöopathen zahlreiche andere methodische Schwerpunkte gibt, andererseits gibt es das bereits angesprochene Problem, dass die meisten Klienten den Heilpraktiker aus eigener Tasche zahlen müssen.

Also, bei allem Enthusiasmus, informieren Sie sich intensiv und ausführlich über Mitwettbewerber in Ihrer Umgebung: Wie viele Anbieter gibt es bereits? Welche Leistungen werden wie angeboten? Wie ist die Resonanz der Klientel auf einzelne Mitwettbewerber? Wo und wie bieten diese ihre

Leistungen an? Je mehr Sie in Erfahrung bringen können und Ihre eigenen Leistungen zielgenau platzieren, desto geringer ist für Sie das Risiko des wirtschaftlichen Scheiterns.

1.2.4.3 Preis – Honorar

Zur Kalkulation und zur Berechnung Ihres Honorars kommen wir noch ausführlicher im Verlauf des Buches. An dieser Stelle soll der Blick auf Ihre »Preispolitik« oder »Preisstrategie« gelenkt werden.

Gibt es Mitwettbewerber in Ihrer Umgebung? Was berechnen diese für ihre Leistungen? Seien Sie vorsichtig mit der sehr umstrittenen Strategie, mit einem günstigen Preis oder gar »kostenlos« möglichst viele potenzielle Klienten auf sich aufmerksam zu machen.

Ein alter Spruch ist: »Was nichts kostet, ist nichts wert«. Und wenn sich Ihre Klienten erst einmal an einen günstigen Preis gewöhnt haben, ist es sehr schwer erklärbar, warum Sie später – aus Klientensicht ganz plötzlich – den Preis auf ein »Normalniveau« anheben wollen. Ihre künftigen Klienten wollen ein Bedürfnis befriedigt haben, einen Mangel behoben haben oder sich mit Ihrer Unterstützung in eine bestimmte Richtung entwickeln. Wenn Ihr Angebot Ihrem Klienten zeigt, dass er bei Ihnen das bekommt, was er sucht, dann ist diese »Befriedigung« ausschlaggebend. Die Preisentscheidung kommt später.

Die Qualität Ihrer Arbeit zeigt sich unter anderem auch in der Höhe Ihres Honorars. Vergessen Sie dabei nur bitte nicht, ein gesundes Augenmaß an den Tag zu legen. Für Ihr soziales Gewissen können Sie selbstverständlich für »Härtefälle« oder Menschen in besonderen Situationen Preisnachlässe gewähren. Auch das spricht natürlich für Sie, am Ende müssen jedoch Sie von Ihrer Leistung leben können.

1.2.4.4 Standort

Wenn Sie Ihre Leistungen vorerst in Ihrem Zuhause anbieten wollen, ist die Frage des Standortes relativ leicht zu beantworten. Künftige Gewerbetreibende jedoch sollten prüfen, ob sie in ihrem Wohngebiet überhaupt »Gewerbe treiben« dürfen. Wenn Sie sich Räumlichkeiten anmieten wollen, sollten Sie sich mit den nachfolgenden Ausführungen beschäftigen. Haben Sie Ihren künftigen Praxisstandort sorgsam ausgewählt? In welchem Haus, in welcher Etage sollen sich Ihre künftigen Räumlichkeiten befinden? Wie sieht es mit der Größe der Räumlichkeiten und deren Zuschnitt aus? Dürfen Sie dort Ihr Gewerbe ausüben? Welche weiteren Mieter gibt es in diesem Haus? Wie sieht es mit der sozialen, kulturellen und geistigen Umgebung Ihrer Räumlichkeiten aus? In welcher Straße oder welchem Viertel befindet sich das Objekt? Manche Straßen oder Stadtteile sind mit erheblichen Vorurteilen belastet. Wie sieht es mit der Verkehrsanbindung für Ihre künftigen Klienten aus, die Sie erreichen wollen? Gibt es Parkplätze? Können und dürfen Sie Werbung anbringen? Lassen Sie sich nicht allein von günstiger Miete locken, wenn die Räume an einer vierspurigen Hauptverkehrsstraße mit hohem Lärmpegel liegen oder z. B. die Lichtverhältnisse extrem ungünstig sind.

Holen Sie sich vor Abschluss eines Gewerberaum-Mietvertrages eventuell juristischen Rat ein, denn hier gibt es gegenüber einem Wohnungsmietvertrag durchaus entscheidende Unterschiede.

1.2.5 Marketing – Werbung – Öffentlichkeitsarbeit

Besonders im Bereich des alternativen Gesundheitswesens fallen sämtliche Kommunikationsaktivitäten in den Bereich des Marketings bzw. der Werbung. Ihre Klienten kommen nämlich zu Ihnen als »Mensch« und nicht als

»Produkt«. Hinzu kommt der hohe ethische Anspruch, kommen die gesetzlichen Rahmenbedingungen, denen Öffentlichkeitsarbeit und Werbung in sämtlichen Bereichen von Heil-, Behandlungs- und Beratungsmethoden unterliegen müssen.

Was ist Marketing?

Marketing ist ein ständiger Prozess, der
• systematisch Zielmärkte sucht und erschließt,
• Bedürfnisse von Zielgruppen analysiert,
• den Einsatz von verschiedenen Instrumenten organisiert, durchführt und kontrolliert.

Marketing hat das Ziel, den wirtschaftlichen Erfolg eines Unternehmens zu sichern.

Es ist eine allgemeine »Weisheit«, dass sich Märkte permanent verändern. Doch was bedeutet das? Schauen wir uns einmal Handwerk und Industrie an: In früheren Zeiten, beispielsweise während der Nachkriegszeit und auch noch während der Zeit des »Wirtschaftswunders«, standen viele Kunden einem begrenzten Angebot gegenüber. Viele Menschen also wollten Waren und Dienstleistungen kaufen, die es oft nur in begrenztem Umfang gab. Das betraf Industriegüter ebenso wie Konsumartikel, von der modernen Waschmaschine bis zur Heizung für das eigene Haus. Die Nachfrage überstieg oft das Angebot. Man nennt diese Marktsituation einen »Verkäufermarkt«. Die Hersteller und Verkäufer von Waren und Dienstleistungen konnten weitgehend über Lieferbedingungen, Lieferzeiten, Preise usw. bestimmen. Längst hat sich die Situation völlig verändert. Heute haben wir es mit einem »Käufermarkt« zu tun. Das Angebot an Waren und Dienstleistungen ist größer als die Nachfrage. Die Macht liegt also weitgehend beim Käufer, der somit Preise und andere Bedingungen für Lieferungen und Dienstleistungen bestimmt. Deshalb sind Markt- und Kundenorientierung heute eine wichtige Voraussetzung für den Unternehmenserfolg.

125

Das bedeutet, dass dem Marketing die – neben dem Produkt oder der konkreten Dienstleistung an sich – wohl wichtigste Rolle in der Unternehmensführung zukommt.

Auch der gesamte Bereich des Gesundheitswesens im weitesten Sinne muss sich längst »am Markt orientieren« und sehr zielgerichtet Marketing betreiben. Auch hier handelt es sich letztlich um Dienstleistungen und Produkte. Und nicht nur die Position des »Kunden« hat sich verändert, auch auf Seiten der »Anbieter« gab und gibt es ständig Veränderungen. Vor 20 Jahren noch lag das »Monopol für Gesundheit« eindeutig bei Ärzten, Kliniken und Krankenhäusern. Kuren und Rehabilitationsmaßnahmen wurden in weit größerem Umfang von Krankenkassen bezahlt als dies heute der Fall ist. Heilpraktiker und andere »Alternativtherapeuten« führten als eher exotische und scheinbar »vom Aussterben bedrohte« Randgruppe ein Schattendasein.

Im Zuge verschiedener Prozesse – von gekürzten Kassenleistungen über aufgeklärtere und besser informierte Klienten, von Enttäuschung vieler Menschen über die »Gerätemedizin« bis zum Bewusstwerden von Eigenverantwortlichkeit und notwendiger Gesundheitsvorsorge, Fitnessbewegung und vielem anderen mehr – sind selbstverständlich auch die Angebote zahlreicher und vielseitiger geworden. Selbst in Kleinstädten und Dörfern gibt es neben Ärzten verschiedener Fachrichtungen auch Heilpraktiker, Heiler, Yoga-Lehrer, Fitness-Center, Ernährungsberater, Psychologen, Lebensberater ... Auch der »alternative« Gesundheitsbereich muss sich also mit Wettbewerb, mit Marketing, mit Patienten und Klienten als Kunden und mit Geld auseinandersetzen.

Wichtigster Bestandteil des Marketings ist der Marketingplan, die Marketingkonzeption, mit vier wesentlichen Elementen:

1. *Ausgangssituation* analysieren
Wo stehe ich? Wie ist die aktuelle Situation?

2. Erarbeitung des *Marketingziels*
Wo will ich hin? (Teilzeitselbstständigkeit, Vollerwerb, Einkommen usw.)

3. Erarbeitung der *Marketingstrategie*
Wie komme ich da hin, wo ich hin will?

4. Erarbeitung des *Marketing-Mix*
Was muss ich in jeweils in den folgenden Bereichen tun?

• Dienstleistung/Produkte
Was biete ich wie an? Wie groß ist die Nachfrage nach meinen Leistungen? Sind meine Leistungen marktgerecht und zeitgemäß? Welche Qualität biete ich? Ändern sich der Markt oder z.B. gesetzliche Rahmenbedingungen? Kann ich Neues oder Weiterentwicklungen anbieten? Welche zusätzlichen Dienstleistungen kann ich als »Mehrwert« für den Kunden bieten? Bin ich selbst zufrieden mit dem, was ich tue, und mit dem, was ich verdiene? Mache ich ausreichend auf meine Dienstleistungen aufmerksam? Sind meine Klienten begeistert?

• Preisgestaltung und Leistungskonditionen
Wie sehen meine Preise im Vergleich zu anderen Anbietern aus? Wie ist meine Ertragssituation (Umsatz ist noch längst nicht Ertrag)? Zu welchen Bedingungen biete ich Leistungen an?

• Distribution/Vertrieb
Wie viele Vorteile bietet der Standort meiner Praxis? Verkaufe ich Nahrungsergänzung über das Internet? Mache ich Telefonberatung?

127

• Kommunikation
Hierzu zählt alles, was mit Öffentlichkeitsarbeit und Werbung zu tun hat –
von der Pressearbeit bis zur Ausstellung.

Wenn Sie Ihren Marketingplan erarbeitet haben, kommt die nächste Herausforderung: Sie müssen prüfen und herausfinden, wie viel Geld Sie künftig ins Marketing investieren können bzw. müssen. Das ist das sogenannte *Marketingbudget*, oft verkürzt und vereinfacht Werbebudget genannt.
Als Faustregel nennen Marketing-Lehrbücher geradezu einstimmig 5% des Umsatzes als Richtgröße für das Budget. Bei Existenzgründern, denen das erarbeitete Geld kaum für den Lebensunterhalt genügt, sind 5% von nichts wirklich nicht viel.
Die Feinarbeit beim Marketingkonzept und Marketingbudget bedeutet also auch, herauszufinden, was Vorrang hat und was Sie mit welchen Mitteln erreichen können. Und vieles können Sie mit einem vertretbaren finanziellen Aufwand erreichen, Schritt für Schritt. Dem Thema Möglichkeiten seriöser Öffentlichkeitsarbeit haben wir deshalb ein gesondertes Kapitel gewidmet.

1.2.6 Praxisorganisation

Widmen wir uns nun dem Aufbau und der Struktur Ihrer Praxis. Ja, auch wenn Sie ganz allein tätig werden wollen, sollten Sie sich mit diesem Thema beschäftigen.

1.2.6.1 Rechtsform

Die sogenannte Rechtsform beschreibt die juristische Art, wie eine Unternehmung ausgeübt wird und bestimmt die Art und den Umfang der Haftung. Auch für die steuerliche Seite spielt die Art der Rechtsform eine Rolle. Um die für Sie passende Form zu finden, sollten Sie im Zweifelsfalle Ihren Rechtsanwalt oder Steuerberater hinzuziehen. Nachfolgend geben wir Ihnen einen erster Überblick über die relevanten Möglichkeiten:

Einzelfirma/Einzelunternehmen

Sie arbeiten allein und selbstständig, haben keine Kapitalgeber und auch keine sonst direkt an Ihrem Unternehmen beteiligten Partner. Die Gründung ist denkbar einfach und sehr kostengünstig. Sie holen sich einen Gewerbeschein bei Ihrem Gewerbeamt oder melden sich als Freiberufler bei Ihrem Finanzamt. Der Gesetzgeber gestattet für diese Rechtsform eine weitgehende Gestaltungsfreiheit. Dies hat jedoch zur Konsequenz, dass die Haftung für Verbindlichkeiten unbegrenzt ist und sich auch auf Ihr gesamtes Privatvermögen erstreckt. Für die meisten Gründer und Selbstständigen im Bereich des alternativen Gesundheitswesens ist das Einzelunternehmen die gängige Unternehmensform.

Praxisgemeinschaft

Dies ist eigentlich keine Rechtsform im klassischen Sinne, sondern eine Form der Zusammenarbeit. Zwei oder mehr Selbstständige mieten zum Beispiel gemeinsam Räumlichkeiten an oder richten ein gemeinsames Sekretariat ein. Dies geschieht meist, um die Kosten für den Einzelnen gering zu halten. Juristisch und steuerlich gesehen bleibt jeder Beteiligte selbstständig. Es empfiehlt sich jedoch sehr dringend, einen schriftlichen Vertrag zu schließen, in dem genau geregelt ist, wer wann und an wen was zu bezahlen hat. Sonst könnte der Streitfall vorprogrammiert sein.

GbR oder BGB-Gesellschaft

Wenn alle Beteiligten (zwei oder mehrere Personen) auf gemeinsame Rechnung und auf gemeinsames Risiko zusammenarbeiten, entsteht eine sogenannte Gesellschaft bürgerlichen Rechts (GbR) oder auch BGB-Gesellschaft
genannt. Ein schriftlicher Gesellschaftsvertrag ist für diese Unternehmensform nicht zwingend vorgeschrieben; entsprechende Regelungen und Formalitäten dazu finden sich im Bürgerlichen Gesetzbuch (BGB). Es ist jedoch
dringend zu empfehlen, einen entsprechenden Gesellschaftsvertrag zu erarbeiten, in dem klar geregelt ist, welches Ziel die Gesellschaft hat, welche
Rechte und Pflichten die einzelnen Gesellschafter haben und welche Bei-
träge dazu gegebenenfalls zu leisten sind.
Wichtig ist zu wissen, dass in einer GbR allen »alles« (das Firmeneigentum)
gemeinsam gehört, Vermögen ebenso wie Schulden. Besonders zu beachten ist hierbei, dass jeder für die Schulden der GbR in voller Höhe auch mit
seinem Privatvermögen haftet. Sollte Sie diese Rechtsform interessieren, ist
der Gang zu einem Rechtsanwalt und auch zu einem Steuerberater, vor der
Gründung, dringend anzuraten.

Sonstige Rechtsformen

Der Vollständigkeit halber ist darauf hinzuweisen, dass es noch eine Vielzahl
weiterer Rechtsformen gibt. Im Bereich der Personengesellschaften wären
hier die Kommanditgesellschaft (KG) oder die offene Handelsgesellschaft
(OHG) zu nennen. Bei den sogenannten Kapitalgesellschaften gibt es die
Gesellschaft mit beschränkter Haftung (GmbH) und die Aktiengesellschaft
(AG). Weiterhin gibt es den Bereich der eingetragenen Genossenschaften
(e.G.) und die eingetragenen Vereine (e. V.) Für die überwiegende Zahl der
Leser dieses Buches und ihrer unternehmerischen Zielstellungen dürften
diese Rechtsformen jedoch bei Abwägung von Kosten und Nutzen, Rechten und Pflichten, nicht in Betracht kommen.

1.2.6.2 Mitarbeiter

Es ist für die wenigsten Menschen am Anfang richtig vorstellbar, aber es kann sich eines Tages die Frage aufdrängen, ob es mit einer fachlich versierten Hilfe nicht einfacher, schneller und besser in der Praxis gehen würde. Wir sind bei dem Thema Mitarbeiter angekommen. Zuerst muss der geplante Status definiert werden. Hier gibt es:

• freie Mitarbeiter,
• geringfügig Beschäftigte,
• Teilzeitbeschäftigte,
• Vollzeitbeschäftigte.

In diesem Zusammenhang spielen dann auch die Themen »Betriebsnummer« und »Berufsgenossenschaft« eine Rolle. Inzwischen bieten die meisten Steuerberater oder Lohnbuchhaltungsbüros die Durchführung der Lohnabrechnung derart günstig an, dass es sich schon aus rechtlichen und haftungsseitigen Überlegungen heraus empfiehlt, die Lohnabrechnung nicht selbst vorzunehmen, sondern einem fachlich versierten Büro zu übertragen.

1.2.6.3 Preiskalkulation, Honorarsätze

Oft wird der Fehler begangen, dass ein Existenzgründer sich bei der Gestaltung seines Honorars nur an der Anzahl der Klienten oder der Buchungen orientiert. Aber wie sieht es mit den privaten und betrieblichen Anforderungen aus? Für die meisten in diesem Bereich Tätigen ist es sinnvoll, einen sogenannten Stundensatz oder Honorarsatz auf Stundenbasis zu errechnen. Es gibt keine festen und vorgeschriebenen Stundensätze, Sie sind in der Berechnung relativ frei. Sie sollten jedoch berücksichtigen, dass zum einen mit dem Honorar sämtliche Kosten – und zwar betrieblich wie privat – abgedeckt werden müssen und zum anderen sollten Sie im örtlichen Vergleich feststellen, was die Klienten in Ihrem Umfeld bereit und in der Lage sind zu bezahlen.

Es gibt sehr viel betriebswirtschaftliche Literatur über die rechnerische Ermittlung eines Stundensatzes. Dies würde hier einerseits viel zu weit führen und andererseits lässt sich die Ermittlung auch etwas einfacher machen. Sie sollten mindestens den nachfolgenden »Leitfaden« berücksichtigen, um nicht irgendwann festzustellen, dass Sie zwar mit vollem Einsatz arbeiten, aber am Ende nichts in der Kasse bleibt. Das Schema gilt übrigens auch für nebenberuflich Tätige.

Klären Sie für sich:
1. Wie viel muss und wie viel möchte ich im Jahr für mich verdienen (Einkommen haben)? Wie hoch muss dann mein Gesamtverdienst sein?
   Hierzu zählen Privateinkommen für die eigene Lebensführung plus Steuern, Versicherungen, Ausgaben, Kosten für Praxis, Weiterbildung etc.
   Erstaunlich ist übrigens, wie erschreckend wenig Menschen, die sich in alternativen Gesundheits- und Beraterberufen selbstständig machen wollen, überhaupt wissen, wie viel Geld sie monatlich überhaupt benötigen. Sie kennen oft nicht ihre Ausgaben für Wohnungsmiete, Strom, Heizung, Telefon, Essen und andere Waren des täglichen Bedarfs, private Versicherungen und Vorsorgen, die künftige nicht mehr vom Arbeitgeber mitfinanzierte Krankenversicherung, dazu die entsprechenden Kosten für das Betreiben einer Praxis bis zu Rücklagen für spätere Anschaffungen. Bitte machen Sie sich also eine sorgfältige Auflistung, um Ihren tatsächlichen Finanzbedarf zu ermitteln!

2. An wie vielen Tagen kann ich eigentlich Geld verdienen?
Da Sie vermutlich während der kommenden Jahre nicht tagein, tagaus
von frühmorgens bis tief in die Nacht arbeiten wollen und können und
nicht permanent sonntags Büroarbeit verrichten wollen, planen Sie
bitte von vornherein richtig: 365 Jahrestage abzüglich aller Wochenen-
den bleiben 261 Tage. Abzüglich gesetzlicher Feiertage, an denen kein
Klient kommt, bleiben 248 Tage. Abzüglich vier Wochen für Urlaub und
Weiterbildung bleiben 228 Tage. An sogenannte Bürotage für Organisation und Schreibarbeit sollte eine Tag pro Woche eingeplant sein, also
48 Tage im Jahr – verbleiben ganze 180 Tage zum »Geldverdienen«.

3. Wie viel kann bzw. muss ich dann pro Tag verdienen?
Die verbliebenen 180 Tage mal 6 Stunden im Durchschnitt – das ergibt
1 080 Stunden. Nun teilen Sie den geplanten Gesamtverdienst durch
die Stundenzahl. Bedenken Sie als Gewerbetreibender außerdem, dass
Sie wahrscheinlich möglichst schnell aus dem Status des Kleinunterneh-
mers heraus wollen – zumindest, wenn Sie den Vollerwerb anstreben.
17 500 Euro Jahresumsatz (Umsatz – nicht Gewinn!) sind nicht genug,
um davon als »Alleinverdiener« gut zu leben. Sie werden als Gewerbetreibender umsatzsteuerpflichtig, das Finanzamt bekommt derzeit
19% und wenn Sie nicht von vornherein auskömmlich kalkuliert haben,
verringert sich Ihr Einkommen um diese 19%, da es unglaublich schwer
ist, Klienten zu erklären, warum die Preise nun so explodieren.

4. Gegenprobe durchführen!
Ist der errechnete Stundensatz marktfähig in Ihrem Bereich? Wenn ja,
hervorragend; wenn nein, dann müssen Sie noch einmal bei Punkt 1.
anfangen.

1.2.6.4 Steuern und Buchführung

Dieses Kapitel allein könnte dicke Bücher füllen. Erschwerend kommt hinzu, dass sich die steuerliche Gesetzgebung inzwischen so schnell verändert, dass Fachliteratur manchmal schon veraltet ist, ehe sie in den Bücherregalen steht. Einige Buchempfehlungen für jene, die es genauer wissen wollen, haben wir im Anhang zusammengestellt. Um nicht von Anfang an grundlegende Fehler zu machen, die sich oft Jahre später finanziell sehr negativ auswirken, empfehlen wir dringend, einen fachlich versierten Steuerberater von Beginn an einzubeziehen. Auch ist die Situation für jeden Einzelnen individuell verschieden, sodass auch Beratung individuell sein muss. Daher wollen wir Ihnen nachfolgend nur einige grundlegende und vereinfachte (!) Ausführungen zu dem Thema Steuern und Buchführung geben, die Sie in jedem Fall berücksichtigen sollten.

Steuer

Der/die Einzelunternehmer/in schuldet dem Finanzamt als Privatperson die *Einkommensteuer*. Hierfür werden alle Einkünfte zusammengezählt (abhängige Beschäftigung, Kapitalerträge, Vermietung und Verpachtung, Einkommen aus Gewerbebetrieb oder freiberuflicher Tätigkeit). Grundlage der Besteuerung des Einzelunternehmers ist der *Überschuss*, der sich ergibt, wenn die Ausgaben und Einnahmen eines Jahres einander gegenüberstellt werden. Man nennt dies auch *Gewinnermittlung durch Einnahme-Überschussrechnung*. Ergänzend dazu gibt es die Gewinnermittlung nach § 4 Abs. 3 EStG (Einkommensteuergesetz). In der Fachsprache auch 4-3-Rechnung genannt. Das im Rahmen der Jahres-Steuererklärung erforderliche Formular zur Angabe der Beträge hat die Bezeichnung »EÜR«. Die jeweils gültige Version gibt es beim zuständigen Finanzamt (Download unter www.finanzamt.de, mit Ausfüllhilfe) oder beim Steuerberater.

Zieht man also von allen Betriebseinnahmen alle Betriebsausgaben ab, erhält man den zu versteuernden »Betriebsgewinn«, auch Überschuss genannt. Alle Einnahmen und Ausgaben aus dem privaten Bereich, z. B. Renten, Unterhalt, private Versicherungen, Lebenshaltungskoste etc., haben in dieser Berechnung nichts zu suchen. Vor allem bei Beginn der Selbstständigkeit kann man durchaus mehr Ausgaben als Einnahmen haben. Daraus ergibt sich dann ein Verlust, auch Negativeinkommen genannt. Hierbei ist jedoch zu beachten, dass das Finanzamt unter Umständen schon mit der zweiten, aber sicher mit der dritten aufeinanderfolgenden Steuererklärung mit ausgewiesenem Verlust an der Ernsthaftigkeit der Praxis Zweifel haben dürfte. Diese könnte dann als »Liebhaberei« eingestuft werden und betriebliche Ausgaben würden steuerlich nicht mehr anerkannt werden.

In einem nicht anerkannten Heilberuf sind Sie grundsätzlich Gewerbetreibender. Als solcher sind Sie grundsätzlich umsatzsteuerpflichtig nach Umsatzsteuergesetz (UStG). Die Umsatzsteuer hat zwei Namen. Einerseits *Mehrwertsteuer* für Steuern, die Sie durch Ihre Leistungen einnehmen, und *Vorsteuer* für Zahlungen, die Sie an andere leisten, also bei Betriebsausgaben. Nun stellt man die Mehrwertsteuer der Vorsteuer gegenüber und die Differenz hat man an das Finanzamt zu zahlen, oder im umgekehrten Verhältnis erhält man die Differenz vom Finanzamt. Es gibt eine *wichtige Ausnahme*, die für viele in den alternativen Gesundheitsberufen Tätige zumindest bei Beginn der Selbstständigkeit zutreffen dürfte: das *Kleinunternehmen*. Hierzu ist in § 19 UStG geregelt:
»(1) Die ... Umsatzsteuer ... wird ... nicht erhoben, wenn der ... Umsatz zuzüglich der darauf entfallenden Steuer im vorangegangenen Kalenderjahr 17 500 Euro nicht überstiegen hat und im laufenden Kalenderjahr 50 000 Euro voraussichtlich nicht übersteigen wird.«

Der »Kleinunternehmer« kann von dieser Regelung Gebrauch machen, muss er aber nicht. Wenn ja, dann ist die Mehrwertsteuer z. B. auf Rechnungen entsprechend anzugeben.

Buchführung

Unter Beachtung der gesetzlichen Mindestanforderung (geregelt im EStG) kann man in den meisten Fällen die sogenannte einfache Buchführung machen. Dazu genügt es, alle Einnahmen und Ausgaben zu dokumentieren und die entsprechenden Belege zu sammeln. Einnahmebelege sind dabei Rechnungen, Quittungen, Kassenbuch etc., Ausgabenbelege sind alle Belege, auf denen zu erkennen ist, dass Waren oder Leistungen für das Unternehmen eingekauft wurden: Rechnungen, Quittungen mit allen erforderlichen Angaben (Datum, Bezeichnungen, Betrag, Mehrwertsteuer, Lieferant etc.). Unter der Bezeichnung »Sammeln der Belege« ist zu verstehen, dass alle Belege lückenlos und chronologisch (also nach Datum) geordnet sind. Am einfachsten ist dies in einem eigenen Ordner; vorbereitete Ordner dazu gibt es in jedem Schreibwarengeschäft.

Ob nun »per Hand« oder mit einem der inzwischen vielfältigen EDV-Buchhaltungsprogramme gearbeitet wird, dies ist letztlich die Entscheidung des Einzelnen. Sollten Sie mit einem Steuerberater zusammenarbeiten, empfiehlt es sich, die benutzte Software vorher abzustimmen – dann können Sie am Jahresende Ihre Daten einfach mailen oder per CD übergeben. Die Buchungsbelege brauchen Sie aber unabhängig davon trotzdem: Sie haben bei einer Steuerprüfung die Nachweispflicht. Zu den Buchungsbelegen gehören natürlich auch die Kontoauszüge des Bankkontos. Grundsätzlich empfiehlt es sich daher, für Ihre Praxis ein eigenes Konto bei Ihrer Bank anzulegen. Damit »organisieren« Sie sich selbst schon eine gewisse Trennung zwischen Betrieb und Ihren privaten Finanzen, was Ihnen bei der späteren Buchführung und Steuererklärung nur hilfreich ist.

1.2.6.5 Einfache Praxisorganisation

Wie wir ja schon festgestellt haben, geht es bei den angebotenen Leistungen im Bereich der alternativen Gesundheitsthemen fast immer um die Beziehung von Mensch zu Mensch und selten von Mensch zu einem Produkt. Ausnahmen sind hier z. B. Ernährungsberater, die gezielt Nahrungsergänzung oder Ähnliches verkaufen. Wir sehen auch in dem Bereich der Organisation nicht die Notwendigkeit einer großen wissenschaftlichen Abhandlung, sondern wirklich nur den Bezug auf den gesunden Menschenverstand. Versetzen Sie sich gedanklich doch einfach in Ihren Klienten oder überlegen Sie, wie Sie gerne in einer Praxis als Klient »behandelt« werden möchten.

Richten Sie sich die Terminvereinbarungen mit Ihren Klienten so ein, dass Sie auch wirklich Zeit haben, wenn der Klient zum vereinbarten Zeitpunkt erscheint. Überfüllte Wartezimmer als angebliches Zeichen einer gut gehenden Praxis sind längst »out«. Das zeugt eher von schlechter Organisation. Auch wenn die Praxis noch so klein ist, versuchen Sie, einen Wartebereich einzurichten. Es kann eben doch einmal zu Terminüberschneidungen kommen, und Sie wollen doch keinen Klienten »im Regen« stehen lassen. Wenn Sie allein arbeiten, sollte die Eingangstür verschlossen sein und auch nur von Ihnen geöffnet werden können. Abgesehen davon, dass es sicherlich nicht wünschenswert ist, dass Personen in Ihren Räumen »herumwandern« könnten, während Sie mit einem Klienten arbeiten, hat dies auch etwas mit Ihrer Sicherheit zu tun. Ob Sie feste Sprechzeiten einrichten oder nur nach Terminvereinbarung arbeiten, müssen Sie für sich selbst entscheiden. Lassen Sie Ihrer Fantasie freien Lauf und orientieren Sie sich ruhig etwas daran, wie Ihre Mitwettbewerber arbeiten. Wenn Sie per E-Mail erreichbar sind, dann kontrollieren Sie bitte auch in regelmäßigen Abständen Ihren elektronischen Posteingang. Wenn Klienten auf eine Mail-Antwort länger warten müssen als auf die Beantwortung einer postalischen Nachricht, dann stimmt etwas nicht.

Investieren Sie in einen Anrufbeantworter, wenn Sie keinen Mitarbeiter haben, der während der Sitzungen mit Klienten an das Telefon gehen kann. Stellen Sie den Klingelton des Telefons auf eine angenehme Lautstärke. Wenn der Klient mitten in einer tiefen Entspannungsphase vor Schreck vom Stuhl fällt, wenn das Telefon klingelt, ist das schlichtweg unangenehm. Und bitte, kontrollieren Sie regelmäßig den Anrufbeantworter und rufen Sie auch zurück, wenn Sie darum gebeten werden. Für die »Ansage« auf dem Anrufbeantworter sollten Sie sich auch etwas Zeit und Ernsthaftigkeit nehmen. Es ist Ihre telefonische Visitenkarte, die ein potenzieller Klient als Erstes hört, wenn er bei Ihnen anruft. Bei manchen Ansagen möchte man sich als Anrufer eher dafür entschuldigen, dass man angerufen hat, oder man fühlt sich eher in ein Kabarett versetzt und kann schwer Vertrauen zum Heiler aufbauen.

Wenn sie von zu Hause aus praktizieren und keine für private und geschäftliche Zwecke getrennten Telefonanschlüsse haben (das wäre allerdings empfehlenswert), dann sprechen Sie bitte einen eher sachlich-informativen Ansagetext aufs Band, anstatt die Kinder singen zu lassen. Bitte instruieren Sie in diesem Falle auch Ihre Familienmitglieder, wie sie sich höflich und korrekt am Telefon melden, Nachrichten, Namen und Telefonnummern notierten oder darum bitten, zu einem späteren Zeitpunkt erneut anzurufen.

Auch über die Gestaltungsmöglichkeiten von Praxisräumlichkeiten würde sich sicherlich ein eigenes Buch schreiben lassen. Lassen Sie sich von Ihrer Fantasie, Ihrem guten Geschmack und von Ihren finanziellen Möglichkeiten leiten. Seien Sie »anders als andere«, und versuchen Sie, sich und Ihre Individualität, durch die Gestaltung Ihrer Räumlichkeiten auszudrücken. Dies muss nicht mit einem großen finanziellen Aufwand verbunden sein. Seien Sie authentisch.

1.2.7 Finanzierung

Jede Unternehmung kostet erst einmal Geld; auch eine Praxis im alternativen Gesundheits- oder Beratungsbereich. Wie in allen anderen Belangen auch sollte aber besonders bei der Finanzierung, also beim Thema Geld, der gesunde Menschenverstand hellwach sein. Es gibt die *notwendige* Finanzierung, also den Geldbetrag, der unbedingt erforderlich ist, um die Praxis überhaupt zu »errichten« und in Gang zu bringen. Außerdem gibt es die *gewünschte* Finanzierung, die das gesamte Vorhaben leichter durchführbar macht, sowie die *Wunschfinanzierung*, welche die Maximalvariante an Investitionen und Ausgaben berücksichtigt.

1.2.7.1 Kapital

Wir möchten Ihnen an dieser Stelle die betriebswirtschaftlichen und vor allem volkswirtschaftlichen Definitionen des Begriffes »Kapital« ersparen. Wichtig ist es zu wissen: Es gibt *Geldkapital* (z. B. Bargeld) und *Sachkapital* (z. B. Maschinen, Einrichtungsgegenstände, PC, Drucker etc.). Außerdem wird zwischen *Eigenkapital* (zur freien Verfügung stehendes Geld- und Sachkapital) und *Fremdkapital* (nur zur Nutzung überlassenes Geld- und Sachkapital) unterschieden. Um zu ermitteln, was Sie in welcher Höhe benötigen, müssen Sie gut planen. Zu den exakten Planungsmethoden und -möglichkeiten kommen wir gleich noch etwas genauer. Aber wenn Sie sich bisher mit ein wenig Disziplin an die Erarbeitung der einzelnen Punkte des Businessplanes gehalten haben, sollten Sie schon eine ziemlich genaue Vorstellung davon haben, welche Anschaffungen Sie für Ihre Unternehmung benötigen. Hierbei unterteilt sich das Kapital nochmals in sogenannte:

• *Investitionen:* Darunter sind alle Gegenstände (sog. Wirtschaftsgüter) zu verstehen, die Sie zur Errichtung Ihrer Praxis brauchen und die Ihnen dann auch über einen längeren Zeitraum zur Verfügung stehen, also alles, was an Einrichtungsgegenständen (z. B. Liegen, technische Geräte, Computer, Möbel, Lampen, Bilder etc.) notwendig ist.

- *Betriebsmittel:* Darunter sind alle Verbrauchsgegenstände zu verstehen, die Sie zum Betrieb Ihrer Praxis benötigen. (Handtücher, Öle, Räucherstäbchen, Kerzen, Papier, Putzmittel usw.) Hierbei wird zwischen der Erstausstattung und den laufenden Betriebsmitteln unterschieden.

Natürlich sollten Sie sowohl bei Investitionen als auch bei Betriebsmitteln eine gesunde Zurückhaltung üben. Sie sollten Angebote einholen und vergleichen, Ihren Bedarf immer wieder überprüfen. Beantworten Sie sich Fragen, wie z. B.: Müssen es unbedingt neue Geräte sein oder kann ich etwas Vergleichbares auch in einem guten Zustand gebraucht erwerben? Müssen es für alle Bereiche teure Markenartikel sein oder kann ich auf Vergleichsprodukte ausweichen? Muss ich meine Räumlichkeiten mit extrem teuren Materialien ausstatten oder kann ich selbst mit Baumarktprodukten einen adäquaten Effekt erzielen? Was kann ich selbst machen und wozu benötige ich Fremdfirmen?

Wenn Sie letztlich den gesamten Finanzbedarf ermittelt haben, kommt die spannende Frage: Wie viel kann ich davon selbst »leisten« (Eigenkapital) und wie viel Geld- und Sachwerte (Fremdkapital) muss ich in Anspruch nehmen, also leihen?

Fakt ist erst einmal, dass geliehenes Geld (Kredit) verzinst und zurückgezahlt werden muss. Je mehr Sie also selbst an Geld, Gegenständen und Leistungen aufbringen können, desto weniger müssen Sie sich »mit Schulden belasten«. Es kann aus steuerlichen Gründen manchmal sinnvoll sein, einen Kredit aufzunehmen, anstatt Eigenkapital einzusetzen. Aber besonders hier gilt die Regel: Treffen Sie niemals (!) eine geschäftliche Entscheidung allein nach steuerlichen Gesichtspunkten. Steuergesetze können sich »verändern«, die Kosten und Verpflichtungen aber bleiben. Wenn aber eine

Kreditaufnahme (Fremdkapital) erforderlich und sinnvoll ist, können Sie vor einem Bankgespräch auch folgende Möglichkeiten prüfen:

• *Familien- oder Verwandtendarlehen:* Wenn Sie sich Geld in Ihrem persönlichen Umfeld leihen können, ist dies sicherlich unkomplizierter und wesentlich einfacher zu gestalten, als eine Bank bemühen zu müssen. Aber auch im »privaten« Geldgeschäft sollten die Regeln der Finanzierung eingehalten werden. Sie sollten also auch hier einen Kreditvertrag abschließen, in dem die Zinsen und die Rückzahlung geregelt ist. Es hilft Ihnen einfach, eine gewisse Finanzdisziplin zu lernen und einzuhalten. Sicherheiten müssen bei dieser Finanzierungsart meist nicht gestellt werden.

• *Leasing, Mietkauf:* Insbesondere Wirtschaftsgüter, wie Auto, Computer, Telefonanlage, technische Geräte, Software usw., können heutzutage oft direkt über den Verkäufer auf Zeit bei Zahlung einer monatlichen Rate »gemietet« werden. Dies spart Anschaffungskosten in einer großen Einzelsumme und Sie können den Gegenstand zurückgeben und gegen einen moderneren Gegenstand austauschen. Neben diversen steuerlichen Bedingungen und Aspekten ist es wichtig zu wissen, dass beim Leasing die Leasingfirma Eigentümer des Gegenstandes bleibt und Sie diesen praktisch auf Zeit »mieten«. Beim Mietkauf hingegen werden Sie selbst Eigentümer und dieses Recht wird durch monatliche Zahlungen »abzahlt«. Mit der Zahlung der letzten Rate sind Sie dann verfügungsberechtigter Eigentümer und können den Gegenstand, z. B. bei einer Neuanschaffung, in Zahlung geben. Achten Sie wiederum darauf, dass die Summe monatlicher Verpflichtungen für eventuell mehrere Leasings oder Mietkäufe auch finanzierbar ist, selbst wenn ein Monat geschäftlich einmal nicht so toll laufen sollte. Bei Nichteinhaltung von Zahlungsverpflichtungen ist ein Auto oder ein technisches Gerät auch schnell wieder »verschwunden«, aber Zahlungsverpflichtungen bleiben.

Bei *Bankfinanzierungen* gibt es unter anderem:
- *Hausbankdarlehen:* Das sind Kredite, die die jeweilige Bank aus ihrem eigenen »Vermögen« vergibt.
- *öffentliche Förderdarlehen:* Das sind Kredite von öffentlichen Förderinstituten (z. B. der KfW), die über die jeweilige Hausbank nur ausgereicht werden.
- *Kontokorrentkredite:* Das ist eine Art des Dispokredites, also ein Verfügungsrahmen auf Ihrem Geschäftskonto, in dessen Höhe Sie Ihr Konto überziehen können.

Achtung: Vor jeder Kreditauszahlung steht ein Kreditantrag. Diesen müssen Sie, unter Vorlage Ihres Businessplanes (Konzept), bei Ihrer Hausbank stellen. Bereiten Sie sich sorgfältig auf dieses Bankgespräch vor. Sie »verkaufen« dort Ihre Idee, Ihr Vorhaben, gegenüber einem Bankmitarbeiter, der unter Umständen von Ihren Leistungen keine Ahnung oder Vorstellung hat. Es ist oftmals eine erste »Prüfung«, wie es Ihnen in der Öffentlichkeit gelingt (vom Auftreten angefangen bis zur realen Präsentation), unbeteiligte Personen von Ihrem Vorhaben zu überzeugen. Als höchste Kunst wäre es anzusehen, dass der Bankmitarbeiter Ihr erster Kunde wird, weil er von Ihrem Vorhaben nach Ihrer Darstellung so überzeugt ist. Aber bleiben Sie realistisch und vor allem bei der Wahrheit. Die Bank prüft Ihre Angaben, z. B. über die Schufa (Auskunftsagentur) auf Richtigkeit. Die Schufa hat sich darauf spezialisiert, Auskünfte über die Vermögenssituation all der Menschen zu sammeln, die schon einmal »auf Kredit« gekauft haben (auch Ihre Finanzierung bei Versandhäusern oder die Finanzierung eines Handys) und dokumentiert somit auch, wo es bei der Bezahlung dieser Kredite schon einmal Schwierigkeiten gegeben hat. Weiterhin wird durch die Bank geprüft, ob noch andere Kredite laufen, wie sich Ihre persönliche Vermögenssituation darstellt und ob Sie tatsächlich in der Lage sind oder sein könnten, den gewünschten Kredit auch zurückzuzahlen. Man nennt dies die Bonitätsprüfung. Nach der Bonitätsprüfung erfolgt die Prüfung der möglichen Sicherheiten, die Sie der

Bank anbieten könnten, um im Falle Ihrer Zahlungsunfähigkeit der Bank die Möglichkeit zu geben, sich das ausgeliehene Geld durch die Verwertung der Sicherheit wiederzuholen. Überlegen Sie sich also im Vorfeld, welche Sicherheiten Sie der Bank anbieten könnten, oder ob aus dem Familienkreise jemand für Sie eine Sicherheit (Grundbesitz, Bürgschaft, Kfz, Wertpapiere etc.) stellen würde und könnte.

Wenn Sie alle Prüfungen erfolgreich durchlaufen haben, wird Ihnen die Bank ein entsprechendes Angebot unterbreiten. Prüfen Sie dieses genau. Sie müssen wie im sonstigen Geschäftsleben auch nicht unbedingt das erste Angebot annehmen. Holen Sie sich evtl. Vergleichsangebote anderer Banken ein. Verhandeln Sie mit Ihrem Bankmitarbeiter über Konditionen (Zins) und Bedingungen (Tilgung und Sicherheiten). Es geht schließlich um Ihre finanzielle Existenz! Lassen Sie sich hinsichtlich der Kredithöhe auf keine negativen Kompromisse ein. Sie haben im Vorfeld die Höhe des erforderlichen Kapitals ermittelt. Wenn die Bank nunmehr nur bereit wäre, Ihnen einen Teil des gewünschten Kredites zu gewähren, verzichten Sie im Ernstfall lieber darauf – das ist besser als von Anfang an eine zu geringe Kapitaldecke haben. Und trotz aller Verhandlungserfolge gilt der Grundsatz: Je weniger Kredit sie tatsächlich aufnehmen müssen, desto besser. Hohe, feste Kosten, zu denen auch Zins und Tilgung gehören, führen oft genug zu einem Scheitern der beruflichen Existenz.

1.2.7.2 Finanzpläne

Zu den nachfolgend aufgeführten Finanzplänen finden sich gute Muster-
beispiele und downloadbare Tabellen unter www.existenzgruender.de. Dabei handelt es sich um das Internet-Gründerportal des Bundesministeriums
für Wirtschaft und Technologie.

1.2.7.2.1 Kostenplan

In dieser Aufstellung werden die monatlich zu erwartenden Kosten geplant
bzw. kalkuliert. Dabei unterscheidet man zwischen »fixen« Kosten (Miete, Raten, Versicherungen, Telefon etc.) und »variablen« Kosten (Strom,
Wasser, Porto, Beratung, Reisekosten etc.) Diese Kostenermittlung ist dann
Ausgangsbasis der Rentabilitätsberechnung.

1.2.7.2.2 Rentabilitätsplan

Diese Auflistung wird planungsseitig, jeweils für ein Jahr, gemacht. Ziel
ist es, festzustellen, ob sich Ihr Aufwand lohnt. Werden Sie genug Einnahmen erwirtschaften, bzw. wie viele Einnahmen benötigen Sie, um alle
betrieblichen Ausgaben zu decken? Die Differenz zwischen Einnahmen und
Ausgaben ergibt das Betriebsergebnis. Dieses sollte es Ihnen ermöglichen
sowohl Ihre privaten Ausgaben und Ihren Lebensunterhalt zu decken als
auch eine Liquiditätsreserve zu schaffen.

1.2.7.2.3 Liquiditätsplan

Mit diesem Plan stellen Sie fest, ob Sie monatlich jeweils »liquide«, also zahlungsfähig, sind. Dabei werden die Einnahmen wiederum den Ausgaben gegenübergestellt. Beachten Sie dabei, dass es bei Rechnungslegungen nach Leistungserbringungen – im Gegensatz zu den sogenannten Bargeschäften – zu Überschneidungen am Monatsende zwischen fälligen Verpflichtungen, wie Mietkosten, Stromzahlung oder Leasingraten, und dem Geldeingang auf dem Bankkonto kommen kann. Aus diesen Differenzbetrachtungen ergibt sich, soweit erforderlich, der rechnerische Kontokorrentkreditbedarf, um die jederzeitige Zahlungsfähigkeit als Unternehmen zu gewährleisten.

1.2.7.2.4 Finanzierungsplan

In dieser Aufstellung wird letztlich Ihr gesamter Finanzbedarf (Investitionen und Betriebsmittel) den vorhandenen oder geplanten Finanzierungen (Eigenkapital und Fremdkapital) gegenübergestellt. Als Ergebnis ist zu erkennen, ob die Finanzierung »gedeckt« ist oder noch einen Finanzierungslücke besteht.

1.2.8 Versicherungen

Nach Meinung der Versicherungsbranche gibt es außer Glück und Liebe nichts, was sich nicht versichern lassen würde. Und selbst daran wird wohl schon gearbeitet. Also können Sie sich gegen oder für so ziemlich alle denkbaren und undenkbaren »Schicksalsschläge« absichern, wenn Sie die nötigen Finanzmittel für die jeweiligen Versicherungsprämien entbehren können. Auch bei diesem Thema, wie schon bei vielen anderen beschriebenen Bereichen auch, gilt es, dem gesunden Menschenverstand eine angemessene Bedeutung einzuräumen. Eine Grundabsicherung sollte vorhanden sein, aber man muss es wirklich nicht übertreiben.

Die nachfolgenden Ausführungen gelten ausdrücklich nur für alternative Gesundheitsberufe ohne Bestallung. Ärzte, Heilpraktiker, Physiotherapeuten usw. haben wesentlich umfangreichere Versicherungsverpflichtungen zu erfüllen, teilweise sogar als Nachweispflicht einer Behörde gegenüber. Als selbstständig Gewerbetreibender unterliegen Sie keiner gesetzlichen Versicherungspflicht, wenn Sie Ihre Tätigkeit im Haupterwerb ausüben. Dies bedeutet, Sie sind für Ihre Kranken-, Pflege-, Berufsunfähigkeits-, Unfall- und Rentenversicherungen selbst verantwortlich. Da dies im jeweiligen Einzelfall unterschiedliche Auswirkungen haben kann und zudem laufenden gesetzlichen Änderungen unterliegt, sollten Sie sich einem versierten Versicherungsfachmann zu einer umfassenden Beratung anvertrauen. Aber auch hier: Schalten Sie den gesunden Menschenverstand ein!

Im Bereich des Nebenerwerbs kann es sein, dass für Sie viele Themen nicht relevant sind, weil Sie über die gesetzlichen Versicherungen weiterhin versichert sind. Hier sind jedoch mitunter Einkommens- bzw. Umsatzgrenzen zu beachten. Auf alle Fälle empfiehlt es sich auch hier, eine kompetente Beratung in Anspruch zu nehmen.

Haftpflichtversicherung

Grundsätzlich sollten Sie eine betriebliche Haftpflichtversicherung, auch Gewerbehaftpflicht genannt, abschließen, egal ob Sie im Haupt- oder Nebenerwerb tätig sind. Entgegen der immer wieder geäußerten Meinung deckt Ihre private Haftpflichtversicherung nämlich »Schäden«, die Sie anderen im Rahmen Ihrer gewerblichen Tätigkeit »zufügen« nicht ab. Hierbei ist es unerheblich, ob Sie Ihre Tätigkeit in Ihren privaten Räumlichkeiten oder in einer gemieteten Praxis ausüben. Diese »Schäden« können von der Brille des Klienten, auf die Sie sich versehentlich gesetzt habe, über das versehentliche Herunterfallen des Klienten von Ihrer Behandlungsliege bis zum Ausrutschen des Klienten auf den frisch gewischten Bodenfliesen alles betreffen. Dagegen sollten Sie versicherungsmäßig abgesichert sein, denn wenn aus einem ungünstigen Zusammentreffen von Ereignissen Ihr Klient auch körperliche Schäden davonträgt, sind Sie sehr schnell in einem finanziellen Schadensersatzvolumen, dass womöglich Ihre Zahlungsfähigkeit überschreitet. Manche Versicherungsgesellschaften bieten Versicherungspakete für Gewerbetreibende an, in denen neben der Haftpflichtversicherung auch eine Inhaltsversicherung (für Büromöbel, Telefon, PC etc.), eine Elektronikversicherung (PC, Fax, Telefon etc.) und eine Rechtsschutzversicherung enthalten sind. Ob dies für Sie passend ist, sollten Sie mit dem Versicherungsfachmann Ihres Vertrauens klären.

Grundsätzlich unterliegen Sie als Gewerbetreibender in alternativen Heilweisen ohne Angestellte *nicht* der Beitragspflicht der Berufsgenossenschaft. Sollten Sie einen entsprechenden Beitragsbescheid erhalten, müssen Sie für sich prüfen, ob es im Einzelfall vielleicht sinnvoll ist, Mitglied einer Berufsgenossenschaft zu werden. In der überwiegenden Zahl der Fälle empfiehlt es sich aber, Einspruch gegen den Bescheid einzulegen und die angebliche Versicherungspflicht zurückzuweisen.

Die gerade beschriebene Betriebshaftpflichtversicherung, auch Gewerbehaftpflichtversicherung genannt, wird oft mit der Berufshaftpflichtversicherung verwechselt. Hier gilt es aufzupassen. Für alle nicht anerkannten Berufsbilder im Bereich der alternativen Heilweisen und der Tätigkeit ohne Bestallung ist eine Berufshaftpflichtversicherung nicht erforderlich, ja nicht einmal sinnvoll. Diese Versicherung deckt nämlich nur Schäden ab, die Sie im Rahmen Ihrer Berufsausübung einem Klienten zugefügt haben. Dazu muss dieses Berufsbild aber anerkannt sein, denn meistens werden Schadenshöhe und -ursache im Rahmen eines Zivilprozesses festgestellt. Wie soll aber ein weltliches Gericht entscheiden, ob Sie Ihrem Klienten »zu viel

Energie« als geistiger Heiler zugeleitet haben und es diesem daher seitdem »schlecht geht« oder warum durch Sie die Chakras Ihres Klienten »durcheinandergebracht« wurden und dieser seither körperliche Beschwerden hat. Mitunter werden Heilern auch Versicherungen angeboten, die für Heilpraktiker zusammengestellt wurden. Beachten Sie hierbei unbedingt, dass eine Versicherung für nichts zahlt, was im Zusammenhang mit potenziellen Behandlungsfehlern von Behandlungen und Therapien steht, die Sie nach gegebener Rechtslage gar nicht ausüben dürfen. Lassen Sie sich also durch »Versprechungen« von Versicherungsmaklern nicht irritieren.

Die Betriebs- oder Gewerbehaftpflicht ist die geschäftliche Parallele zur Privathaftpflichtversicherung. Schäden, wie die kaputt gegangene Brille eines Klienten, ein verstauchter Fuß nach einem Stolpern oder ähnliches, werden mit ihr versichert. Die Berufshaftpflicht versichert völlig andere Dinge, bei Heilpraktikern beispielsweise auch eine Reihe von »Behandlungsfehlern«. Beachten Sie also: Wenn Sie beispielsweise Heiler ohne Heilpraktikererlaubnis sind, können Sie sich nicht gegen Fehler bei Diagnosen oder Therapien versichern, die Sie von Gesetzes wegen gar nicht ausüben dürfen! Selbst wenn Ihnen ein geschäftüchtiger Makler eine solche Versicherung verkaufen sollte, sind im Streitfall die entsprechenden Klauseln unwirksam.

Erschwerend kommt hinzu, dass die Versicherungsprämie der Berufshaftpflichtversicherung um ein Vielfaches höher ist als die der Betriebshaftpflichtversicherung. Eine Verwechslung der Versicherungen kann also ein sinnloses Loch in Ihre Kasse schlagen.

2. Zusammenfassung von Teil V

Wir sind am Ende des Kapitels zum Businessplan angelangt. Geschafft! Haben Sie neue Erkenntnisse gewonnen? Wir hoffen, dass es auf Sie zutrifft. Wenn Sie den Businessplan für sich selbst gemacht haben, dann legen Sie ihn sich in greifbare Nähe, um immer wieder einmal einen Blick hineinwerfen zu können. Haben Sie ihn für eine Bank, ein Förderinstitut oder eine sonstige Einrichtung gemacht, dann denken Sie bitte nochmals daran, es ist Ihre erste »große« Visitenkarte. Überprüfen Sie alles noch einmal auf Stil und Form. Vergessen Sie nicht Ihre Unterschrift auf der letzten Seite, und fügen Sie dem Schreiben alle Anlagen bei. Gegen das Einfügen von Bildern oder Fotos ist nichts einzuwenden, wenngleich auch hier ein gewisses Maß nicht überschritten werden sollte.

Teil VI
Möglichkeiten seriöser
Öffentlichkeitsarbeit

Nachdem in den Kapiteln II und III wichtige gesetzliche Rahmenbedingungen und viele Einschränkungen für »Werbung« deutlich gemacht wurden, sollen hier vielfältige Möglichkeiten seriöser Öffentlichkeitsarbeit aufgezeigt werden. Öffentlichkeitsarbeit fassen wir in diesem Buch viel weiter auf als das, was normalerweise mit »Werbung« bezeichnet wird. Öffentlichkeitsarbeit beginnt mit dem eigenen Auftreten, dem eigenen, öffentlich »sichtbaren« Wirken.

1. Ansehen in der Öffentlichkeit

Das Ansehen eines Menschen, eines Dienstleisters, in der Öffentlichkeit – auch Image genannt – ist von verschiedenen Faktoren abhängig:

1. vom Auftreten und Erscheinungsbild innerhalb Ihres Arbeits- und Lebensfeldes,
2. vom Auftreten nach außen.

Hierzu gehören die Leistungen, die Sie für Hilfesuchende erbringen aber auch das Umfeld der Praxis, der Eingangsbereich, das vorliegende Informationsmaterial, Werbung und vieles mehr. Ja, selbst wie Sie sich kleiden, wie Sie sprechen, ob Sie selbstbewusst und sicher auftreten und sogar welchen Eindruck Außenstehende von Ihren Familienverhältnissen oder Ihrem beruflichen Erfolg haben, trägt zu diesem »Ansehen in der Öffentlichkeit« bei. Nehmen Sie sich, Ihre Praxis, Ihre Informations- und Werbematerialien daher bitte selbstkritisch, aber freundlich »unter die Lupe«.

Durch die gezielte Nutzung von Möglichkeiten der Öffentlichkeitsarbeit können das öffentliche Ansehen und der Bekanntheitsgrad von Personen und Dienstleistungen beeinflusst werden. Zur Öffentlichkeitsarbeit zählen vielfältige Möglichkeiten:

• persönliche Informationen in Gesprächen,
• Informationsblätter, Flyer, Handzettel usw.,
• Einladung zu konkreten Veranstaltungen und Briefe an potenzielle Kooperationspartner,
• Plakate, Schaukästen und Werbetafeln,
• Presse- und Rundfunkberichte,

- Anzeigen,
- Internetauftritt,
- Vorträge und andere Veranstaltungen u. v. a. m.

Öffentlichkeitsarbeit und Werbung beginnt mit der Klarheit über die eigene Praxis und ihr Leistungsspektrum sowie mit der Klarheit über die eigene Motivation und persönlichen Zielsetzungen. Wichtige »Werbeträger« und »Multiplikatoren« sind zufriedene Klienten, die eigene Familie, Freunde und Bekannte. Ein »guter Ruf«, die *Mund-zu-Mund-Propaganda* durch zufriedene »Kunden« ist durch nichts zu ersetzen! Ohne erfolgreiche, seriöse Arbeit nutzt auch der professionelle Einsatz von viel Geld für Werbezwecke nicht viel. Die Unzufriedenheit von Klienten und Kunden spricht sich schneller herum, als es Ihnen lieb sein kann.

Ein weiterer wichtiger Aspekt im Zusammenhang mit Öffentlichkeitsarbeit ist die Kooperation, *der Netzwerkgedanke.* Hierzu zählen die Zusammenarbeit und der Erfahrungsaustausch mit Heilern, Ärzten, Heilpraktikern, Physiotherapeuten usw. Komplementäre und gleichberechtigte Zusammenarbeit von Heil-, Gesundheits- und Beraterberufen bietet den Vorteil, sich gegenseitig im Interesse von Hilfesuchenden empfehlen zu können. Auch regionale Interessengruppen, wie Gewerbevereine, aber auch Internetportale, wie XING, können genutzt werden. Generell ist es wert, darüber nachzudenken, wie und wo Sie als Mensch sich in das gesellschaftliche, soziale Leben in Ihrem Wohnort bzw. in der Region einbringen. Sind Sie vielleicht in einem Sportverein aktiv? Engagieren Sie sich vielleicht in einem Alten- oder Pflegeheim oder in einer Hospizgruppe? Sind Sie vielleicht sogar im Gemeinderat oder im Elternbeirat des Kindergartens oder der Schule Ihrer Kinder? Solcherlei Aktivitäten und Engagement, welche einerseits Ihren persönlichen und familiären Interessen entsprechen, bieten auch Möglichkeiten, über Ihr berufliches Tun zu sprechen, Kontakte zu knüpfen und somit Ihren Bekanntheitsgrad zu erhöhen.

Weitere wichtige Potenziale, den eigenen Bekanntheitsgrad zu erhöhen und Behandlungs- und Beratungsangebote, Therapien und Heilweisen usw. erklären zu können, bieten Vorträge, Seminare und Informationsveranstaltungen. Dazu zählen Vorträge an Volkshochschulen oder bei Veranstaltungen von Städten und Gemeinden, Vorträge bei Vereinen, in Seniorenzentren, aber auch Gesprächs- und Meditationskreise. Schauen Sie sich um, und informieren Sie sich: Bieten Apotheken, Läden, Dienstleister, bei denen Sie Kunde sind, Veranstaltungen an? Können Sie einen Vortrag gemeinsam veranstalten oder bei einer regionalen Informationsmesse einen eigenen Stand haben? Wo können Sie Ihr Informationsmaterial auslegen?

Über die Notwendigkeit, verständlich, kurz und bündig darüber Auskunft zu geben, was man konkret anbietet, haben wir bereits ausführlich gesprochen. In den folgenden Ausführungen wird deutlich, dass alle Bereiche Ihrer Tätigkeit auch der Öffentlichkeitsarbeit mit diesem Informieren und Auskunft-Geben zu tun haben. Wir benutzen hier in diesem Buch die Begriffe »Öffentlichkeitsarbeit« und »Werbung«. Öffentlichkeitsarbeit ist das »Bemühen, um Vertrauen in der Öffentlichkeit durch Information über die eigene Leistung«.[6] Der Begriff »Öffentlichkeitsarbeit« ist also sehr breit angelegt und schließt Bereiche des Marketings ein, wie Kommunikation und Werbung. Werbung ist das »planmäßige Vorgehen, jemanden oder bestimmte Personengruppen für sich oder für etwas zu gewinnen«.[7] Mit dem Begriff der Werbung verbinden die meisten Menschen Aktivitäten, wie Anzeigen in Zeitungen, das Drucken von Flyern, Werbebeschriftung von Autos usw., also Dinge, die Geld kosten. Der Begriff der Öffentlichkeitsarbeit umfasst im Empfinden der meisten Menschen viele Handlungen, die nicht vordergründig mit Kosten verbunden sind, wie z. B. persönliche Gespräche, Vorträge und ähnliches.

Machen Sie sich vor jeglicher Art von Öffentlichkeitsarbeit klar, wen Sie erreichen wollen – die sogenannte Zielgruppe. Sehen Sie noch einmal in das Kapitel zum Businessplan, in dem das Thema der Zielgruppe bereits behandelt wurde. Natürlich will man für gewöhnlich »alle« erreichen und würde auch »alle« beraten oder behandeln – egal, ob Kind oder Greis, ob Diabetiker oder Herzkranker, ob Single oder Paar. Je zielgenauer Sie aber »Ihr Dienstleistungsangebot« adressieren, desto genauer werden Sie »treffen«. Schließlich ist es ein Unterschied, ob Sie einen Vortrag vor Ärzten oder einen Vortrag im Rahmen eines Seniorenvereins halten, ob Sie mit einem Thema Kinder ansprechen wollen oder deren Eltern. Sie benutzen dann andere Worte, aber auch die Art der »optischen Aufmachung«, beispielsweise von Informationsblättern, wird sich anpassen müssen. Abhängig von Ihrer »Zielgruppe« wählen Sie den Ort Ihrer Aktionen. Um z. B. Eltern von Kindergartenkindern zu erreichen, eignet sich ein Aushang oder Faltblatt direkt im Kindergarten sicher eher als im Seniorenheim. Klären Sie also für sich, welche Art der Information oder Werbung für wen und wo geeignet ist. Auch müssen Sie für sich herausfinden, ob Sie Vorträge halten oder Messen besuchen wollen oder ob Sie sich auf das Praktizieren, das Behandeln und/oder Beraten konzentrieren wollen. Entsprechend anders werden Ihre Aktivitäten und Ihr Auftritt nach außen sein.

2. Pressearbeit

Um einen möglichst großen Kreis von Menschen anzusprechen, ist die Pressearbeit geeignet: Hierzu zählen Zeitungsberichte, Interviews, Veranstaltungsankündigungen, Nachrichten (auch Meldungen genannt) und ähnliches. Wer Tages-, Wochenzeitungen oder amtliche Mitteilungsblätter von Gemeinden nutzen möchte, ist für gewöhnlich mit dem Thema der Aktualität konfrontiert. Hier braucht es also einen »aktuellen Anlass«. Solche Anlässe können sein:

• Meditationsabende,
• Vortragsabende, öffentliche Vorträge,
• Tag der offenen Tür, Tag der Begegnung,
• Praxiseröffnung bzw. -erweiterung,
• Kooperationsbeginn mit Heiler, einem Arzt oder Heilpraktiker usw.,
• Praxisjubiläum.

Der Inhalt von Nachrichten (Meldungen) und Berichten bzw. Pressetexten jeglicher Art muss mindestens folgende »W-Fragen« beantworten:

• Was?
• Wann?
• Wo?
• Wer?
• In den etwas umfangreicheren Pressetexten können Sie auch Auskunft geben über: Wozu und warum?

Nachrichten, z. B. Veranstaltungsankündigungen, sind kurz und knapp gehalten und beinhalten nur das Nötigste. Veranstaltungsankündigungen – ob nun für den bevorstehenden Meditationsabend, einen öffentlichen Vortrag oder einen Tag der offenen Tür – gehören in die Redaktion einer Zeitung. Sobald Sie sagen, Sie möchten eine Anzeige aufgeben, landen Sie in der Anzeigenabteilung – und Anzeigen kosten Geld. In vielen Zeitungen gibt es jedoch Veranstaltungskalender. Nutzen Sie diese Möglichkeiten für kostenlose Veröffentlichungen. Einen Anspruch, in den Kalender aufgenommen zu werden, haben Sie nicht – einen Versuch (oder mehrere) ist es jedoch allemal wert.

Wenn Sie eine Veranstaltung, einen Vortrag oder dergleichen durchführen und später darüber in der Zeitung lesen möchten, laden Sie rechtzeitig einen Journalisten aus der Lokalredaktion ein. Oder Sie schreiben selbst einen Pressetext oder einen Bericht. Gelingt es Ihnen, einen solchen Pressetext vor einer Veranstaltung in die Zeitung zu bekommen, haben Sie die Chance, Besucher oder Hörer zu gewinnen. Doch auch nach einer Veranstaltung können Sie mit einem entsprechenden Zeitungsbericht zumindest Ihren Bekanntheitsgrad erhöhen. Bitte beachten Sie generell die in diesem Buch gegebenen Hinweise zu den rechtlichen Gegebenheiten. Auch wenn Sie keine Veranstaltungen im oben genannten Sinne durchführen – auch ein Pressetext in Form eines Portraits, eines Interviews oder ähnliches kann dazu beitragen, Ihre Praxis und Sie selbst bekannter zu machen. Pressetexte jeglicher Art und Veranstaltungsinformationen sind für gewöhnlich kostenlos für Sie, es sei denn, Sie beauftragen einen professionellen Schreiber.

Ein paar hilfreiche Tipps zum Texten

• Bitte beachten Sie: Nicht alles, was für Sie selbst interessant ist, interessiert auch den Leser. Nennen Sie informative Fakten!

- Vermeiden Sie Abkürzungen. Sind Abkürzungen unvermeidbar, schreiben sie den Begriff bei Erstnennung in voller Länge aus.
Beispiel: Traditionelle Chinesische Medizin (TCM)
- Namen von Personen bei erster Nennung im Text immer mit Vor- und Zuname plus Titel. In der Zeitung gibt es keinen »Herrn Müller«, sondern nur »Eduard Müller«.
- Schreiben Sie Zahlen bis einschließlich 12 als Wort aus. Beispiel: zwölf
- Wenn Fremd- oder Fachwörter unvermeidlich sind, müssen Sie diese erklären.

Beginnen Sie beim Texten nicht mit der Überschrift – es sei denn, sie »fliegt Ihnen gerade so zu«. Wenn Ihr Text schon halb oder ganz fertig ist, fällt es Ihnen oft leichter, eine spannende Überschrift zu formulieren. Meist tut man sich leichter, wenn man einen vorhandenen Text überarbeitet. Schreiben sie deshalb ruhig erst einmal ins Unreine oder in noch unvollständigen Sätzen oder Absätzen, was Sie ungefähr sagen wollen. Nach einer kleinen Pause finden Sie dann auch »die richtigen Worte«. Nutzen Sie die W-Fragen als Denk- und Formulierungshilfe. Meist liegt die Wahrheit in der Mitte. Verfassen Sie Ihre Pressemitteilung deshalb so, dass sie sprachlich mehr bietet als die klassisch-sachliche Information auf die W-Fragen, auch wenn sie vielleicht noch nicht den fertigen Zeitungsartikel darstellt.

Gute Texte sind leicht verständlich und deshalb angenehm zu lesen. Das erreichen sie u. a. durch:
- kurze Sätze,
- die Verwendung von Verben (Tätigkeitswörter) statt Substantiven (Nomen),
- und vor allem durch treffende, allgemeinverständliche Worte statt Fremd- und Fachworte.
Bitte »hantieren« Sie nicht zu oft mit Begriffen, wie Aura, Chakra, Energiefeld usw. Wenn dies unumgänglich scheint, dann erklären Sie diese Fachbegriffe kurz.

Nett zu lesende Texte machen Spaß, vermitteln Bilder und sprechen Gefühle an. Verwenden Sie daher möglichst eine bildhafte Sprache, Vergleiche und positive Formulierungen. Auch Zitate, wörtliche Rede und rhetorische Fragen oder Ähnliches machen Texte lebendiger.

3. Werbung mit System

Jede Art der Werbung hat ihre Möglichkeiten und ihre Grenzen. Deshalb ist es umso wichtiger, genau zu wissen, *wen* und *was* Sie erreichen wollen. Auch hier spielt also die Zielgruppen-Thematik wieder eine wichtige Rolle. Sinnvoll ist es, bei der Planung des Jahres auch darüber nachzudenken, wann und wozu Sie welche Werbemittel einsetzen wollen.

Enthalten sein sollten deshalb unbedingt Überlegungen wie:
• Was kostet wie viel Geld und wie viel Zeit?
• Wer macht wann was, wer hilft und unterstützt?

3.1 Selbstverständlichkeiten?
Visitenkarten, Praxisschilder, Anrufbeantworter

Visitenkarten sind nicht nur Mode, sie sind auch sehr nützlich und sollten bei so ziemlich jeder Gelegenheit greifbar sein – egal, ob Sie gerade beruflich unterwegs sind oder privat. Wird nämlich in einem Gespräch die Frage nach Ihrem Beruf gestellt und es gibt gerade nicht die Möglichkeit, Näheres zu erklären, dann können Sie immerhin Ihre Visitenkarte hinterlassen und Ihr Gegenüber kann später Kontakt zu Ihnen aufnehmen.

Visitenkarten sollten mindestens folgende Informationen enthalten:
• Vorname und Name,
• Berufs-, Tätigkeits- bzw. Praxisbezeichnung,
• Praxisadresse,
• Telefonnummer,
• wenn vorhanden und regelmäßig kontrolliert – Mailadresse und ggf. Homepage.

Vermerken Sie nach Bedarf »Termine nach Vereinbarung« bzw. regelmäßige Öffnungszeiten. Bitte nennen Sie in Ihren sämtlichen Unterlagen möglichst eine Festnetznummer. Nach wie vor wirkt das (besonders in Anzeigen) seriöser als nur ein Handyanschluss. Außerdem scheuen viele Menschen teure Handytarife.

Auf die Bedeutung von korrekten und unzulässigen Praxis- und Berufsbezeichnungen haben wir bereits hingewiesen. Beachten Sie dies bei Visitenkarten, Praxisschildern und allen anderen Informations- und Werbematerialien. Prüfen Sie – Ihren persönlichen Gegebenheiten und Intentionen entsprechend – wie groß, bunt und auffällig Ihr Praxisschild sein darf oder sein kann. Für Ärzte und Heilpraktiker gelten hier strenge Regeln. Konzentrieren Sie sich bei Praxisschildern auf:
• Praxis- bzw. Tätigkeitsbezeichnung,
• Vorname und Name,
• einen oder maximal zwei Arbeitsschwerpunkte,
• Telefonnummer,
• Sprechzeiten.

Auch wenn Sie von zu Hause aus arbeiten und kein »richtiges« Praxisschild montieren wollen – ein ordentliches Namensschild sollte schon an der Klingel befestigt sein. Bitte beschränken Sie sich hier auf eine oder zwei Tätigkeitsbezeichnungen. Auch wenn Sie im Laufe der Jahre eine Vielzahl von Behandlungs- und Beratungsmethoden kennengelernt haben und Verschiedenes praktizieren – jemand, der zwanzig Sachen aufschreibt, die er praktiziert, macht eher den Eindruck eines oberflächlichen »Hans Dampf in allen Gassen« als den eines kompetenten Fachmanns. Er erweckt den Eindruck »von vielem ein bisschen Ahnung zu haben, aber von nichts richtig«.

Haben Sie schon einmal darüber nachgedacht, falls Ihre Praxis an einer Straße liegt, ein Fenster oder eine Fahne als Träger für Praxisinformationen zu nutzen?

3.2 Informationsfaltblätter, Flyer, Plakate

Informationsfaltblätter, Flyer, Flugblätter – dies sind Bezeichnungen für dieselbe Sache. In einem Flyer haben Sie die Möglichkeit, ein wenig ausführlicher als auf Visitenkarten Einblicke in Ihre Tätigkeit und in Ihr Dienstleistungsspektrum zu geben. Solche Flyer können auch Informationen zu Vortrags- und Seminarthemen geben, Nahrungsergänzungsprodukte vorstellen oder Ähnliches. Fassen Sie sich auch in Flyern kurz, schreiben Sie verständlich für Laien, und wecken Sie Interesse und Sympathie. Auch im Flyer müssen unbedingt die Angaben zu Ihrer Praxis stehen. Lachen Sie nicht – schon oft haben wir Flyer und Anzeigen gesehen, auf die kein Klient reagieren konnte, weil diese Angaben vergessen wurden.

Weisen Sie, wenn Sie z. B. Heiler und nicht Heilpraktiker oder Arzt sind, bereits im Flyer darauf hin, dass Sie keine Heilkunde betreiben und dass Ihre Tätigkeit die von Ärzten und Heilpraktikern nicht ersetzt.

Stimmen Sie Format und Gestaltung der Flyer auf Ihre Zielgruppe ab. Beachten Sie, eine gut lesbare Schrift zu benutzen. Überlegen Sie von vornherein, wo Sie Ihre Informationen auslegen können und wollen. Was kommt für Sie in Frage: der Bio-Laden um die Ecke, die Praxis Ihres Hausarztes, der Stammfriseur, die Apotheke, der Kindergarten, das Fitness-Studio? Oder wollen Sie Ihre Flyer in die Briefkästen des Wohnortes verteilen? Professionell verteilte »Postwurfsendungen« sind übrigens teuer. Bestimmen Sie die Stückzahl, die Sie voraussichtlich benötigen. Nach der Auflagenhöhe richtet es sich, ob Sie die Faltblätter am PC selbst ausdrucken, ob Sie einen Copyshop oder eine Druckerei beauftragen. Holen Sie sich bei höheren Stückzahlen Angebote ein, lassen Sie sich auch bei der Papierqualität beraten. Wenn Sie Ihre Flyer per Post verschicken wollen, beachten Sie das Format und das Gewicht Ihres Flyers. Für die Gestaltung von Plakaten gilt Ähnliches wie für Flyer und Anzeigen. Oft werden sie für Veranstaltungsankündigungen genutzt und sollten die Informationen auf die Fragen: Was, wann, wo? enthalten. Weniger, dafür aber gut lesbare, interessante Informationen, die jeder im Vorbeigehen aufnehmen kann, sind hier wichtig. Wählen Sie auch hier eine ansprechende optische Gestaltung.

3.3 Anzeigen

Anzeigen sind ein klassisches Instrument in der Werbung. Doch sind Anzeigen die für Sie richtige und wichtige Werbemöglichkeit? Und – wenn ja – wo, wie groß, welche Art von Anzeige soll es sein?

Vorteile der Anzeigenwerbung:
Sie »kaufen« sich gewissermaßen einen Platz in einer Zeitung, auf einem Plakat usw., um für Ihr Angebot zu werben. Auch für Werbespots beim Rundfunk gilt dies. Auf diesem Platz oder in dieser Zeit können Sie Ihr Angebot nach eigenen Vorstellungen präsentieren – allerdings im Platz oder in der Zeit eingeschränkt. Sie erreichen potenziell alle, die diese Zeitung lesen, den Spot hören, das Plakat sehen ...

Nachteile der Anzeigenwerbung:
1. Die meisten der hier angesprochenen Menschen gehören nicht zu Ihrer Zielgruppe.

2. Vielen Menschen, die zu ihrer Zielgruppe gehören, wird die Werbung nicht auffallen, weil Ihr Angebot mit zahlreichen anderen konkurriert.
3. Anzeigen und Radiospots brauchen Wiederholung, um im (Unter-)Bewusstsein abgespeichert und wahrgenommen zu werden.
4. Regelmäßige Anzeigen können richtig viel Geld kosten.

Worauf also beim Gestalten von Anzeigen achten? Elementar wichtig ist die Kontinuität der Anzeigenschaltung, also Wiederholungen und Wiedererkennung. Vor einem konkreten Anlass sollten Sie gehäuft Anzeigen schalten. Auch in bestimmten Rubriken sollten Ihre Angebote regelmäßig zu finden sein. Gestaltete Anzeigen müssen auffallen – durch die Größe, die Optik oder den Text. Bevor Sie sich für die Schaltung von Anzeigen entscheiden, recherchieren Sie sorgfältig und lassen Sie sich gut beraten:

• Wo können Sie für wie viel Geld inserieren?
• Wen erreichen Sie potenziell mit dieser Zeitung (Wochenzeitung, Tageszeitung, Werbeblättchen) oder dem regionalen Rundfunksender?
• Wie hoch ist die Auflagenzahl und welchen Verbreitungsradius hat die Zeitung?
• Wie, wann und wo werden die Zeitungen verteilt?

Beachten Sie unbedingt die Platzierung Ihrer Anzeige! Nichts ist unangenehmer und peinlicher als sich als Heiler zwischen »Madame Eleonore«, Schwarzmagiern und Hellsehern wiederzufinden – es sei denn, man will dort sein.

Haben Sie erwogen, ob vielleicht eine Kleinanzeige für Sie sinnvoller ist als eine gestaltete Anzeige? Hier ist ein Textbeispiel für Kleinanzeige unter der Rubrik Gesundheit:

Geistiges Heilen (Handauflegen) & ganzheitliche Lebensberatung
Infos + Termine: Karla Mustermann
Ort, Telefon mit Vorwahl, Mailadresse

Kleinanzeigen, auch Fließtext-Anzeigen genannt, sind kleine Textanzeigen, wie man sie unter Rubriken, wie z. B. »Wohnungsmarkt«, »Dienstleistungen« oder »An- und Verkauf« findet. Oft sind in Zeitungen Bestellscheine mit Beispielen abgedruckt, die einen Eindruck davon vermitteln, wie viele Zeilen oder Buchstaben zu welchen Preis erhältlich sind. Gestaltete Anzeigen sind meist durch eine Linie umrahmt, enthalten oft ein Firmenlogo, sich mit besonderen Schriften oder sogar Abbildungen gestaltet. Diese gestalteten Anzeigen werden für gewöhnlich berechnet, indem die Millimeter von Höhe mal Breite (Spaltenzahl) einen bestimmten Preis ergeben.

Oft sind Kleinanzeigen in Tageszeitungen, regionalen und überregionalen Anzeigenblättern finanziell deutlich günstiger zu haben als die sogenannten gestalteten Anzeigen. Erfahrungsgemäß werden diese kleinen Textanzeigen in Zeitungen oft sehr gründlich studiert. In ländlichen Gebieten, in denen von den Gemeinden ein »Amtsblatt« mit diversen Informationen zum Gemeindeleben herausgegeben wird, können die umrahmten und gestalteten Anzeigen eine gute und durchaus günstige Werbemöglichkeit sein, da diese Amtsblätter von den älteren Generationen oft aufmerksam gelesen werden.

Aber solche Entscheidungen müssen Sie – ganz individuell auf Ihre Bedürfnisse und regionalen Gegebenheiten abgestimmt – selbst treffen. Und manches muss man einfach ausprobieren. »Immer funktionierende«, allgemeingültige Erfolgsrezepte gibt es in Sachen Werbung leider nicht.

3.4 Werbebriefe – Mailings

Marketingfachleute und Agenturen sprechen häufig von Mailings. Dies meint nichts anderes als Serienbriefe, Werbebriefe. Solche Werbebriefe sind durchaus ein geeignetes Mittel, um auf sich aufmerksam zu machen – ob Sie nun klassisch auf Papier einen Brief schreiben, eine Rundmail starten oder eine SMS verschicken. Geeignete Anlässe sind vor allem Veranstaltungen wie eine Praxiseröffnung, ein Tag der offenen Tür oder Vortragsprogramme.

Vorteile sind:
Sie können Ihr Angebot/Anliegen – fast ohne Einschränkung hinsichtlich Umfang, Papier- und Druckqualität usw. – direkt und exakt nach Ihren Vorstellungen zu Ihrer Zielgruppe transportieren. Briefe gehen nicht so schnell »im Umfeld unter« wie Anzeigen in der Zeitung. Sie fallen eher auf. Sie können in dem Brief ein fiktives Gespräch führen, in welches der Leser einbezogen wird, Sie können etwas erklären.

»Stolpersteine« können sein:
Wählen Sie (z. B. für die Einladung zur Praxiseröffnung) die richtigen Adressen aus! Schreiben Sie den Brief nicht zu umfangreich! (z. B. Brief plus Jahresprogramm oder Brief mit einer Einladung zu einer konkreten Veranstaltung). Besser ist es, drei bis vier Mal im Jahr ein Mailing durchzuführen. Bitte »bombardieren« Sie ihre potenzielle Klientel auch nicht mit wöchentlichen Briefen oder elektronischen Newsletters – zu viel ist ebenso unangemessen wie zu wenig. Denken Sie darüber nach, zu welchen Anteilen Sie die Post nutzen müssen. Welche Briefe können in »Beinarbeit« direkt in die Briefkästen gesteckt werden? Dies spart Portokosten. Kosten- und Zeitersparnis sind die entscheidenden Vorteile von Rundmails. Auch SMS können zu Werbezwecken genutzt werden, sind aber vielleicht eher geeignet für eine junge Klientel. Bei Briefen, in denen Sie Kooperationspartner

oder Projektsponsoren gewinnen möchten, müssen Sie »nachfassen«, also nachtelefonieren und Gesprächstermine vereinbaren.

Wie gestaltet man »Werbebriefe« erfolgreich?

1. Definieren Sie Ihr Ziel und Ihre Zielgruppe genau.
2. Gestalten Sie Überschriften, Aufmacher und Headline, und erregen Sie so Aufmerksamkeit.
3. Bieten Sie den Vorteil für den Leser an und betteln Sie nicht.
4. Schreiben Sie in kurzen Sätzen! Vermeiden Sie langatmige und umständliche Erklärungen.
5. Legen Sie »Werbeträger« bei (Praxisflyer, Vortragsprogramm o. ä.).
6. Nutzen Sie auch den Umschlag zur Gestaltung.

Sie haben verschiedene Möglichkeiten bei der Recherche nach Namen und Adressen:
- die eigenen Karteien durchforsten (Kollegen-, Familien-, Freundes-, Klienten-, Bekanntenkreis usw.),
- das Telefonbuch nutzen,
- Gäste- bzw. Adresslisten am Eingang bei Veranstaltungen auslegen,
- Adressen bei einem professionellen Anbieter mieten oder kaufen.

3.5 Internet

Auch dieses Thema soll nur recht kurz und allgemein behandelt werden. Über den eigene Auftritt im Internet können Sie sich völlig neue Zielgruppen erschließen. Unterschätzen Sie auch nicht die Imagewirkung einer eigenen Homepage, schließlich sind Sie ein moderner Unternehmer.

Das Internet bietet Ihnen neben der Imagewirkung auch weitere Vorteile:
• Hier haben Sie eine Präsentationsmöglichkeit für all Ihre Angebote, Veranstaltungen usw., ganz nach Ihren individuellen Vorstellungen.
• Sie sind 24 Stunden täglich und 365 Tage im Jahr präsent und ansprechbar. Ein potenzieller Klient, der sich informieren will, muss Sie nicht zu einer bestimmten Zeit anrufen oder persönlich aufsuchen.

Zu den Nachteilen des Internets gehört: Sie können nicht aktiv werden, sondern der Interessent muss Ihre Homepage benutzen, dazu müssen Interessenten von Ihrer Webseite wissen und diese finden. Sie müssen Ihre Homepage also bekannt machen.

Beachten Sie für Ihren Internetauftritt:
• Machen Sie Ihre Webseiten bekannt.
• Achten Sie darauf, dass die Seiten sich schnell aufbauen und auch auf alten Rechnern und kleineren Bildschirmen gut laufen und lesbar sind.
• Bauen Sie Ihre Seiten übersichtlich auf. Konzentrieren Sie sich auf solche Informationen, die für potenzielle Klienten als Erstinformation notwendig sind. Weniger ist auch hier oft mehr.
• Aktualisieren Sie regelmäßig die Veranstaltungstermine, stellen Sie kurze Berichte über Aktivitäten in die Seiten (evtl. auch ein Foto).
• Beachten Sie rechtliche Bestimmungen, die auch hinsichtlich des Impressums und anderer Inhalte von Webseiten gelten.

- Nutzen Sie die Webseiten Ihrer Stadt/Gemeinde. Platzieren Sie hier einen (oft kostenlosen) direkten Link zu Ihrer Praxis.
- Wenn Sie nicht selbst Profi bei der Programmierung und der Gestaltung einer Homepage sind, dann beauftragen Sie einen Fachmann, der sich auskennt. Für gute Internetpräsenzen samt Einstellung ins Netz und anderer Leistungen sollten Sie etwa 1 500 Euro aufwärts einplanen. Diese Kosten sind regional unterschiedlich und variieren von Anbieter zu Anbieter. Billiganbieter bringen jedoch auch hier selten Glück.

4. Fachleute vom Grafiker bis zum Webmaster

Sobald Sie es sich finanziell leisten können, sollten Sie für verschiedene Arbeiten im Bereich Öffentlichkeitsarbeit und Werbung Fachleute nutzen. Dies beginnt oft schon beim Logo. So manches »handgeschnitzte« Logo, welches wichtig für den Wiedererkennungseffekt Ihrer Praxis von der Visitenkarte bis zum Flyer und zur Homepage sein kann, ist nicht vielseitig einsetzbar. Oft sehen Logos farbig noch gut aus, wenn Sie aber per Fax auf einem Briefbogen erscheinen, ist das anders. Viele Logos können mangels grafischer Bearbeitbarkeit nicht vergrößert oder verkleinert werden, nicht auf Homepages eingestellt werden oder ähnliches. Gut ist es, wenn Sie für die Kreation Ihres Firmenlogos einen Grafiker engagieren und auch für die Gestaltung von Praxisflyern und anderen Werbeträgern einen Profi nutzen können. Wenn Ihre Unterlagen – von der Visitenkarte über das Praxisschild bis hin zur Internetpräsenz – ein einheitliches, aufeinander abgestimmtes Erscheinungsbild haben, wirkt dies natürlich professionell. Man nennt dieses einheitliche Erscheinungsbild auch Corporate Design. Wenn es für Ihr Unternehmen sinnvoll ist und Sie es sich leisten können, lassen Sie in regelmäßigen Abständen weitere Werbeträger herstellen, ob dies nun ein Kugelschreiber mit Aufdruck oder eine Tragetasche ist. Lassen Sie sich auch hier nichts einreden oder aufdrängen, entscheiden Sie, was für Sie wichtig, sinnvoll und möglich ist.

Ob nun ein Grafiker, ein Texter oder ein Webmaster zur Diskussion steht – prüfen Sie selbstkritisch, was Sie tatsächlich selbst gut können. Oft ist die Investition in einen Fachmann langfristig günstiger als alles selbst zu machen oder auf die kostenlose Unterstützung des begabten Nachbarsjungen zu setzen. Ihr Auto geben Sie auch in die Werkstatt und nicht unbedingt zum Bastler, für eine Blinddarmoperation würden Sie sich vermutlich auch nicht dem Metzger anvertrauen oder mit Zahnschmerzen nicht zu Ihrem Nachbarn gehen, der als Klempner eine Rohrzange im Werkzeugkasten hat.

5. Werbungskosten und Belege

Von der Notwendigkeit der Planung von erforderlichen finanziellen und zeitlichen Mittel sprachen wir bereits. Wenn Sie finanzielle Aufwendungen für Ihre Öffentlichkeitsarbeit haben, dann sind dies Kosten und können entsprechend mit erzielten Einnahmen verrechnet werden. Sammeln Sie also sorgfältig Rechnungen, Quittungen und Belege und führen Sie diese Ihrer Buchhaltung zu (siehe dazu S. 134ff.).

6. Zusammenfassung und Schlussbemerkungen

Dieses Buch bietet Ihnen eine große Vielfalt an Informationen – von Rechts-
grundlagen über den Businessplan bis zu Öffentlichkeitsarbeit. Nehmen Sie
sich und Ihre berufliche Existenz ernst, bereiten Sie Ihre Existenzgründung
gründlich vor, überprüfen Sie immer wieder, wo Sie gerade stehen und wo-
hin Sie wollen. Nutzen Sie Seminare und Fortbildungsmöglichkeiten auch
auf unternehmerischem Gebiet, seien dies nun Angebote der IHK oder Seminare der Autoren dieses Buches.

Leben ist Veränderung.
Es verändern sich unsere persönliche, familiäre Situation, die Gesellschaft,
persönliche Anschauungen und Überzeugungen und auch die Prioritäten ...
Menschen zu helfen, sie zu beraten, bei Genesung und Heilung zu be-
gleiten, Ihnen zu mehr Lebensfreude und Glück zu verhelfen – das sind
wundervolle und erfüllende Tätigkeiten. Tätigkeiten, in denen sich die Berufung und der Beruf auf schöne und sinnerfüllte Weise gut miteinander
verknüpfen lassen.

Wir wünschen Ihnen von Herzen Erfüllung in dem von Ihnen gewählten
Beruf – sei dies als Heiler, als Berater oder Lehrer, als Heilpraktiker oder
Arzt. Und wir wünschen Ihnen von Herzen, dass Sie von Ihrer Hände Arbeit
gut leben können.

Wohlstand bedeutet: Es steht wohl in allen Bereichen des Lebens.
Möge alles wohl stehen in Ihrem Leben!

Anhang

Mustervertrag zur Vermietung/Vereinbarung mit Referenten

Zwischen dem Veranstalter:
Adresse:
Ansprechpartner:
im Folgenden: Veranstalter

und dem Referenten
Adresse:
Ansprechpartner:
im Folgenden: Referent

wird folgender

Dienstleistungsvertrag

geschlossen:

Bestätigung durch den Referenten: (zutreffendes bitte ankreuzen)

Ich bin
O zum Ausweis der gesetzlichen Mehrwertsteuer verpflichtet
O ich bin nicht mehrwertsteuerpflichtig

Steuernummer:
Finanzamt:

Termin: Thema Vortrag / Seminar / Workshop - Veranstaltungsort
Termin: Thema Vortrag / Seminar / Workshop - Veranstaltungsort

I. Vertragsgegenstand

1. Der Veranstalter sieht seine Leistung in der Auswahl und der Abstimmung des Programmangebotes, Bereitstellung der Räumlichkeiten und in der Auswahl der Referenten (Kursleiter, Behandler, Berater), die in ihrem Fachbereich qualifiziert und erfahren sind, um eine hohe Qualität der Angebote zu sichern.

2. Die Tätigkeit des Veranstalters beinhaltet sowohl eine Bekanntmachung des Referenten als qualifizierte/n Fachmann/frau, als eine Vermittlung zwischen den anbietenden Referenten einerseits und den interessierten Klienten/Teilnehmern andererseits. Kommt ein Kurs/Vortrag bzw. eine Behandlung/Beratung zustande, besteht automatisch der Vertrag zwischen Referent und Teilnehmer/Klient.

3. Der Veranstalter übernimmt die Werbung in Form von ... (z. B. Veranstaltungskonzeption, Programmflyer-Gestaltung und -Druck sowie Anzeigenschaltung), einschließlich der dafür entstandenen Kosten und legt nach Absprache Informationsmaterialien des Referenten aus.

4. Der Veranstalter stellt die Räumlichkeiten zur Verfügung und koordiniert die Belegung.

5. Der Veranstalter übernimmt im Auftrag des Referenten für Vorträge, Seminare/ Workshops die Überwachung der Anmeldung und der Zahlungseingänge, sowie die Inkasso-Verrechnung, d. h. der Veranstalter zieht die Gebühren **im Namen und für Rechnung des Referenten** ein.

6. Der Referent sieht seine Leistung in der Einhaltung der vereinbarten Termine und verlässt die Räume, wie er sie vorgefunden hat; d. h. aufgeräumt und besenrein.

7. Der Referent verpflichtet sich, im Zuge der gegenseitigen Qualitätssicherung, **ausschließlich das mit dem Veranstalter vereinbarte Angebot laut Vertrag** in der benannten Zeit durchzuführen.

8. Der Referent verpflichtet sich, keinen eigenständigen Verkauf, am Veranstalter vorbei, während der Veranstaltungszeit zu betreiben.

II. Kosten und Gebühren

1. Der Referent erhält für seine Leistung:

- Tages-/Wochenendseminar: xx% der Einnahmen / Kursgebühren der Teilnehmer
- Abendvortrag: xx% der Einnahmen/Vortragsgebühren der Teilnehmer
- Behandlungen/Beratungen: xx% der Einnahmen

Die Vortrags- bzw. Kursgebühren für Teilnehmer betragen einheitlich
- für Abendvorträge: (ca. xx Stunden) xxx,- Euro
- für Tagesseminare/Workshops: (ca. xx Stunden) xxx,- Euro
- für 2-Tagesseminare/Workshops: (ca. xx Stunden) xxx,- Euro

Behandlungs- und Beratungshonorare betragen xxx,- Euro / Stunde

Raummieten:

Veranstaltungen bis xx Stunden:	xx,- Euro
Tagesveranstaltungen	xx,- Euro

Raumausstattung nach Vereinbarung
Sämtliche Preisangaben verstehen sich inklusive gesetzlicher Mehrwertsteuer. Änderungen dieser Festlegung bedürfen der Schriftform.

2. Der Referent und der Veranstalter sind sich einig, dass ein Vortrag/Kurs ab xx Teilnehmern beginnt. Sollte die Teilnehmerzahl darunter liegen, ist eine gemeinsame Entscheidung erforderlich.

3. Der Referent bestätigt, dass er für die Abführung seiner gesamten Steuern selbst verantwortlich ist. Der Veranstalter trägt für diesen Umstand keine Haftung.

4. Vertragsbeziehungen zu Teilnehmer/Klienten

Vorträge, Seminare, Workshops, Behandlungen/Beratungen werden ausschließlich in eigener Verantwortung des Referenten durchgeführt. Vertragspartner sind der Referent und der Teilnehmer/Klient. Der Veranstalter sieht seine Tätigkeit ausschließlich in der Zusammenführung der beidseitigen interessierten Parteien.

III. Sonstiges

Die Haftung für seine Tätigkeit übernimmt vollständig der Referent.

Mit Vertragsabschluss verpflichtet sich der Referent zur Durchführung der Veranstaltung im vereinbarten Umfang und zum vereinbarten Termin. Bei Nichteinhaltung behält sich der Veranstalter die Belastung des Referenten mit den verauslagten Werbungskosten vor. Eine Vertragskündigung durch den Referenten ist bis maximal xx Tage vor Veranstaltungstermin möglich. Muss der Referent aus etwaigen Gründen absagen, verpflichtet er sich, die vereinbarten Termine nach Vereinbarung nachzuholen.

Der Veranstalter behält sich vor, Veranstaltungen bei zu geringer Teilnehmerzahl (Anmeldung) bis xx Tage vor geplantem Veranstaltungsbeginn abzusagen.

Der Referent bestätigt zudem ausdrücklich mit seiner Unterschrift:

Ich bestätige, dass ich mich nicht mit den Lehren von Ron L. Hubbard (Scientology) identifiziere, nicht Mitglied eines destruktiven Kultes oder einer Unterorganisation solcher Bewegungen bin und auch deren Praktiken nicht anwende.

Datum, Ort, Unterschrift

Gesonderte Vereinbarung bezüglich Änderung/Ergänzung o.g. Festlegungen:

Ort, Datum

Unterschrift Veranstalter   Unterschrift Referent

Grundsatzentscheidung BVerfG zum geistigen Heilen[1]

BUNDESVERFASSUNGSGERICHT

– 1 BVR 784/03 –

IM NAMEN DES VOLKES

In dem Verfahren über die Verfassungsbeschwerde

des Herrn Z...

– Bevollmächtigte: Rechtsanwälte Dr. Hartmut Hiddemann und Koll.,

Maria-Theresia-Straße 2, 79102 Freiburg –

gegen

a) den Beschluss des Schleswig-Holsteinischen Oberverwaltungsgerichts vom 10. März 2003 - 3 LA 17/03 -,

b) das Urteil des Schleswig-Holsteinischen Verwaltungsgerichts vom 13. September 2002 - 21 A 385/02 -,

c) den Bescheid des Kreises Schleswig-Flensburg vom 13. Februar 2001 in der Fassung des Widerspruchsbescheids vom 26. Februar 2002 - 532 510 -

hat die 2. Kammer des Ersten Senats des Bundesverfassungsgerichts durch

die Richterin Jaeger

und die Richter Hömig, Bryde

am 2. März 2004 einstimmig beschlossen:

1. Der Beschluss des Schleswig-Holsteinischen Oberverwaltungsgerichts vom 10. März 2003 - 3 LA 17/03 -, das Urteil des Schleswig-Holsteinischen Verwaltungsgerichts vom 13. September 2002 - 21 A 385/02 - und der Bescheid des Kreises Schleswig-Flensburg vom 13. Februar 2001 in der Fassung des Widerspruchsbescheids vom 26. Februar 2002 - 532 510 - verletzen den Beschwerdeführer in seinem Grundrecht aus Artikel 12 Absatz 1 des Grundgesetzes.

---

1 Hervorhebungen in Fettschrift stammen nicht vom Gericht. Zitierung: BVerfG, 1 BvR 784/03 vom 2.3.2004.

Die Gerichtsentscheidungen werden aufgehoben. Die Sache wird an das Schleswig-Holsteinische Verwaltungsgericht zurückverwiesen.

2. Das Land Schleswig-Holstein hat dem Beschwerdeführer die notwendigen Auslagen für das Verfassungsbeschwerdeverfahren zu ersetzen.

3. Der Wert des Gegenstandes der anwaltlichen Tätigkeit wird auf 15.000 € (in Worten: fünfzehntausend Euro) festgesetzt.

G r ü n d e :

I.

Die Verfassungsbeschwerde betrifft den **Umfang der Erlaubnispflicht** nach dem Heilpraktikergesetz in einem Fall des so genannten **geistigen Heilens**.

1. Gemäß § 1 Abs. 1 des Gesetzes über die berufsmäßige Ausübung der Heilkunde ohne Bestallung (Heilpraktikergesetz - im Folgenden: HeilprG) vom 17. Februar 1939 (RGBl I S. 251; BGBl III 2122-2), zuletzt geändert durch Gesetz vom 23. Oktober 2001 (BGBl I S. 2702), bedarf der Erlaubnis, wer die Heilkunde ohne Bestallung als Arzt ausüben will. Nach § 1 Abs. 2 HeilprG ist Ausübung der Heilkunde im Sinne dieses Gesetzes jede berufs- oder gewerbsmäßig vorgenommene Tätigkeit zur Feststellung, Heilung oder Linderung von Krankheiten, Leiden oder Körperschäden bei Menschen, auch wenn sie im Dienste von anderen ausgeübt wird. Die Erlaubnis wird nach § 2 Abs. 1 Buchstabe i der Ersten Durchführungsverordnung zum Gesetz über die berufsmäßige Ausübung der Heilkunde ohne Bestallung vom 18. Februar 1939 (RGBl I S. 259; BGBl III 2122-2-1), zuletzt geändert durch Verordnung vom 4. Dezember 2002 (BGBl I S. 4456), nicht erteilt, wenn sich aus einer Überprüfung der Kenntnisse und Fähigkeiten des Antragstellers durch das Gesundheitsamt ergibt, dass die Ausübung der Heilkunde durch den Betreffenden eine Gefahr für die Volksgesundheit bedeuten würde. In der landesrechtlich geregelten Überprüfung werden unter anderem hinreichende Kenntnisse in Anatomie, Physiologie, Pathologie sowie in Diagnostik und Therapie erwartet (vgl. Kurtenbach, Erläuterungen zum Heilpraktikergesetz in: Das Deutsche Bundesrecht, I K 11, S. 3 ff.).

2. Der Beschwerdeführer beantragte im Juni 2000 eine behördliche Erlaubnis zur Ausübung seiner Tätigkeit, die er als geistiges Heilen wie folgt beschreibt: Er versuche die Seele des Kranken zu berühren. Mit Hilfe seiner Hände übertrage er positive Energien auf das Zielorgan und aktiviere dadurch die Selbstheilungskräfte seiner Klienten. Er erstelle weder Diagnosen noch verschreibe er Medikamente oder verwende medizinische Geräte. Heilungsversprechen gebe er nicht ab. Er rate den Kranken dringend zu, weiter Hausärzte und Spezialisten zu konsultieren. Nach seiner Auffassung benötigt er hierfür keine Heilpraktikerprüfung. Seine Befähigung sah er durch einen Ausweis des Dachverbandes Geistiges Heilen e. V. als nachgewiesen an.

Da die zuständige Behörde die Tätigkeit des Beschwerdeführers als Ausübung der Heilkunde nach dem Heilpraktikergesetz einstufte, lehnte sie den Antrag unter Verweis auf die Erforderlichkeit der Überprüfung von Kenntnissen und Fähigkeiten des Beschwerdeführers zum Schutz der Volksgesundheit ab. Verrichtungen, die für sich gesehen ärztliche Fachkenntnisse nicht voraussetzten, fielen gleichwohl unter die Erlaubnispflicht, wenn sie Gesundheitsgefährdungen mittelbar dadurch zur Folge hätten, dass frühzeitiges Erkennen ernster Leiden, das ärztliches Fachwissen voraussetze, verzögert werden könne. Ein Anspruch auf eine inhaltlich beschränkte Überprüfung unter Berücksichtigung der beabsichtigten Tätigkeit des Beschwerdeführers komme nicht in Betracht.

Der hiergegen eingelegte Widerspruch, die anschließende Klage sowie der Antrag auf Zulassung der Berufung blieben erfolglos.

3. Mit seiner Verfassungsbeschwerde wendet sich der Beschwerdeführer gegen den Versagungsbescheid in der Fassung des Widerspruchsbescheids und gegen die Entscheidungen von Verwaltungsgericht und Oberverwaltungsgericht. Er rügt die Verletzung seines Grundrechts aus Art. 12 Abs. 1 GG. Seine Tätigkeit sei nicht erlaubnispflichtig nach dem Heilpraktikergesetz, weil es sich bei ihr nicht um Ausübung von Heilkunde handele. Für den Eingriff in seine Berufswahlfreiheit gebe es keine wichtigen Gemeinwohlgründe, da er mit seinem Beruf keine Gefahr für die

Allgemeinheit darstelle. Seine Heilkräfte ließen sich durch medizinische Kenntnisse nicht wecken. Die Ablegung einer Kenntnisüberprüfung auf medizinischem Gebiet sei überdies unzumutbar, denn sie diene nicht der zukünftigen Berufsausübung.

4. Zu der Verfassungsbeschwerde haben Stellung genommen das Bundesverwaltungsgericht, der Dachverband Geistiges Heilen e. V., der Berufs- und Fachverband Freie Heilpraktiker e. V., der Verband Deutscher Heilpraktiker e. V., der Fachverband Deutscher Heilpraktiker e. V., die Union Deutscher Heilpraktiker e. V. und der Freie Verband Deutscher Heilpraktiker e. V. sowie der Beklagte des Ausgangsverfahrens. Nach Auffassung des Dachverbands Geistiges Heilen e. V. ist die Verfassungsbeschwerde begründet, während der Beklagte des Ausgangsverfahrens und die anderen Verbände sie für unbegründet halten und insbesondere auf eine mittelbare Gesundheitsgefährdung durch das Versäumnis angemessener medizinischer Versorgung hinweisen. Nach Ansicht des Bundesverwaltungsgerichts weist das Erscheinungsbild der Tätigkeiten des Beschwerdeführers nur geringe Ähnlichkeit mit ärztlicher Tätigkeit auf und legt eher die Assoziation mit geistlicher Betätigung nahe. Auf dieser Grundlage könne das für die Unterstellung unter die Erlaubnispflicht erforderliche Gefährdungspotential fehlen.

II.

Die Kammer nimmt die Verfassungsbeschwerde zur Entscheidung an, da dies zur Durchsetzung eines der in § 90 Abs. 1 BVerfGG genannten Rechte angezeigt ist (§ 93 a Abs. 2 Buchstabe b BVerfGG). Auch die weiteren Voraussetzungen des § 93 c Abs. 1 BVerfGG für eine stattgebende Kammerentscheidung liegen vor. Die angegriffenen Entscheidungen verletzen den Beschwerdeführer in seinem Grundrecht aus Art. 12 Abs. 1 GG.

1. Die Verfassungsbeschwerde wirft keine Fragen von grundsätzlicher verfassungsrechtlicher Bedeutung auf (§ 93 a Abs. 2 Buchstabe a BVerfGG). Das Bundesverfassungsgericht hat die für die Beurteilung des Falles maßgeblichen Fragen zur verfassungsrechtlich zulässigen Reichweite von Eingriffen in die Berufswahlfreiheit

schon entschieden (vgl. BVerfGE 93, 213 <235>; 97, 12 <26>). In der Rechtsprechung des Bundesverfassungsgerichts ist darüber hinaus geklärt, dass das Ziel des Heilpraktikergesetzes, die Gesundheit der Bevölkerung durch einen Erlaubniszwang für Heilbehandler ohne Bestallung zu schützen, grundsätzlich mit Art. 12 Abs. 1 GG vereinbar ist (vgl. BVerfGE 78, 179). Bei der Gesundheit der Bevölkerung handelt es sich um ein besonders wichtiges Gemeinschaftsgut, zu dessen Schutz eine solche subjektive Berufszulassungsschranke nicht außer Verhältnis steht. Dass heilkundliche Tätigkeit grundsätzlich nicht erlaubnisfrei sein soll, hat im Hinblick auf das Schutzgut Gesundheit seinen Sinn. Es geht um eine präventive Kontrolle, die nicht nur die fachlichen Kenntnisse und Fähigkeiten, sondern auch die Eignung für den Heilkundeberuf im Allgemeinen erfasst (vgl. BVerfGE 78, 179 <194>).

2. Die Annahme der Verfassungsbeschwerde ist zur Durchsetzung des Rechts des Beschwerdeführers aus Art. 12 Abs. 1 GG angezeigt (§ 93 a Abs. 2 Buchstabe b BVerfGG). **Die angegriffenen Entscheidungen haben Bedeutung und Tragweite dieses Grundrechts verkannt, indem sie die Tätigkeit des Beschwerdeführers als »Ausübung der Heilkunde« im Sinne des Heilpraktikergesetzes angesehen haben. Die hieraus abgeleitete Erlaubnispflicht führt zu einer unverhältnismäßigen Beschränkung der Berufswahlfreiheit des Beschwerdeführers.** Eingriffe in die Freiheit der Berufswahl sind nach ständiger Rechtsprechung nur unter engen Voraussetzungen zum Schutz besonders wichtiger Gemeinschaftsgüter und unter strikter Beachtung des Grundsatzes der Verhältnismäßigkeit statthaft (vgl. BVerfGE 93, 213 <235> m.w.N.).

a) Die Erlaubnispflicht nach dem Heilpraktikergesetz ist im Falle des Beschwerdeführers schon nicht geeignet, den mit ihr erstrebten Zweck des Schutzes der Gesundheit der Bevölkerung zu erreichen.

Die **Heilertätigkeit** des Beschwerdeführers beschränkt sich nach seinen unwidersprochen gebliebenen Angaben in Verwaltungs- und Gerichtsverfahren auf die **Aktivierung der Selbstheilungskräfte seiner Patienten durch Handauflegen.** Ärztliche

Fachkenntnisse sind hierfür nicht erforderlich, zumal der **Beschwerdeführer unabhängig von etwaigen Diagnosen einheitlich durch Handauflegen** handelt.

Eine mittelbare Gesundheitsgefährdung durch die Vernachlässigung notwendiger ärztlicher Behandlung ist mit letzter Sicherheit nie auszuschließen, wenn Kranke außer bei Ärzten bei anderen Menschen Hilfe suchen. Dieser Gefahr kann aber gerade im vorliegenden Fall durch das Erfordernis einer Erlaubnis nach dem Heilpraktikergesetz nicht adäquat vorgebeugt werden. Arzt und Heilpraktiker stehen einander im Behandlungsansatz viel näher als die Heiler.

Wer einen Heilpraktiker aufsucht, wird den Arzt eher für entbehrlich halten, weil ein Teil der ärztlichen Funktion vom Heilpraktiker übernommen werden darf. Deshalb wird bei den Heilpraktikern das Vorliegen gewisser medizinischer Kenntnisse geprüft und für die Erteilung der Erlaubnis vorausgesetzt. Die Heilpraktikererlaubnis bestärkt den Patienten in gewisser Hinsicht in der Erwartung, sich in die Hände eines nach heilkundlichen Maßstäben Geprüften zu begeben.

Diesen Eindruck möchte der Beschwerdeführer eher vermeiden. Er entspräche nicht dem »Berufsbild«, das er seiner Antragstellung und der bisherigen Betätigung zugrunde gelegt hat.

Ein Heiler, der spirituell wirkt und den religiösen Riten näher steht als der Medizin, weckt im Allgemeinen die Erwartung auf heilkundlichen Beistand schon gar nicht. Die Gefahr, notwendige ärztliche Hilfe zu versäumen, wird daher eher vergrößert, wenn geistiges Heilen als Teil der Berufsausübung von Heilpraktikern verstanden wird. Hingegen dürften ganz andersartige, ergänzende Vorgehensweisen - wie beispielsweise die **Krankensalbung, das Segnen oder das gemeinsame Gebet** - wohl kaum den Eindruck erwecken, als handele es sich um einen Ersatz für medizinische Betreuung.

Jedenfalls zielen die Heilpraktikererlaubnis und die ärztliche Approbation nicht auf rituelle Heilung. Wer Letztere in Anspruch nimmt, geht einen dritten Weg, setzt sein Vertrauen nicht in die Heilkunde und wählt etwas von einer Heilbehandlung

Verschiedenes, wenngleich auch von diesem Weg Genesung erhofft wird. Dies zu unterbinden ist nicht Sache des Heilpraktikergesetzes.

Das Bundesverwaltungsgericht stellt in seiner Stellungnahme maßgeblich darauf ab, dass – anders als in dem mit Urteil vom 11. November 1993 (BVerwGE 94, 269) entschiedenen Fall – der Beschwerdeführer keine diagnostische Tätigkeit entfaltet, dass er nicht nur auf das Erstellen einer eigenen Diagnose verzichtet, sondern sich darüber hinaus – anders als der Heilpraktiker – auf das Handauflegen beschränke. Nach dem Erscheinungsbild entspreche die Tätigkeit daher – anders als in dem früheren Fall – weniger der ärztlichen Tätigkeit. Diese Einschätzung leuchtet ein. Je weiter sich das Erscheinungsbild des Heilers von medizinischer Behandlung entfernt, desto geringer wird das Gefährdungspotential, das im vorliegenden Zusammenhang allein geeignet ist, die Erlaubnispflicht nach dem Heilpraktikergesetz auszulösen.

b) Gesteht man Verwaltung und Gerichten im Hinblick auf die Eignung der Erlaubnispflicht nach dem Heilpraktikergesetz zur Abwehr mittelbarer Gefahren für die Volksgesundheit eine Einschätzungsprärogative zu, fehlt es vorliegend jedenfalls an der Erforderlichkeit dieser Maßnahme zum Schutz der Gesundheit.

Da die mit der Tätigkeit verbundenen Gesundheitsgefahren ersichtlich nur im Versäumen ärztlicher Hilfe liegen können, muss lediglich sichergestellt werden, dass ein solches Unterlassen nicht vom Beschwerdeführer veranlasst oder gestärkt wird. Einer Überprüfung seiner Kenntnisse und Fähigkeiten auf den Gebieten, die den Heilpraktiker kennzeichnen, bedarf es hierzu aber nicht. Ausreichend sind vielmehr charakterliche Zuverlässigkeit und verantwortungsbewusstes Handeln. **Es muss gewährleistet sein, dass der Beschwerdeführer die Kranken zu Beginn des Besuchs ausdrücklich darauf hinweist, dass er eine ärztliche Behandlung nicht ersetzt. Das kann etwa durch einen gut sichtbaren Hinweis in seinen Räumen oder durch entsprechende Merkblätter, die zur Unterschrift vorgelegt werden, geschehen** (vgl. hierzu auch LG Verden, MedR 1998, S. 183 mit Anmerkung Taupitz). Es ist Sache der Behörden, auf die Einhaltung derartiger Aufklärungsverpflichtungen hinzuwirken und sie durch Kontrollen der Gewerbeaufsicht durchzusetzen. Im Rahmen einer Zuverlässigkeitsprüfung kann gegebenenfalls dem Schutzbedürfnis insbesondere von unheilbar Kranken vor Fehlvorstellungen und Ausbeutung durch die Möglichkeit der Gewerbeuntersagung Rechnung getragen werden. Eine gewerberechtliche Anzeigepflicht vor Aufnahme der Heilertätigkeit kann solche Kontrollen erleichtern. Jedenfalls bekämpfen Maßnahmen dieser Art Gesundheitsgefährdungen, die durch unterlassene Heilbehandlung drohen, weit eher als die Kenntnisprüfung auf der Grundlage des Heilpraktikergesetzes.

c) Auch im Übrigen genügen die angegriffenen Entscheidungen nicht der hier notwendig strengen Verhältnismäßigkeitsprüfung. Vorliegend ist der Eingriff in die Berufswahlfreiheit nur mit mittelbaren Gefahren für den zu schützenden Gemeinwohlbelang der Gesundheit der Bevölkerung begründet worden. Damit entfernen sich Verbot und Schutzgut so weit voneinander, dass bei der Abwägung besondere Sorgfalt geboten ist (vgl. auch BVerfGE 85, 248 <261>; BVerfG, Beschluss der 2. Kammer des Ersten Senats, GewArch 2000, S. 418 <419>). In solchen Fällen muss die Maßnahme gerade der Abwehr der konkreten, wenn auch nur mittelbaren Gefahr dienen, damit der Eingriff in die Berufswahlfreiheit nicht unverhältnismäßig erscheint. Daran fehlt es hier.

Die Forderung an den Beschwerdeführer, eine Heilpraktikerprüfung abzulegen, ist unangemessen, weil eine solche Prüfung mit der Tätigkeit, die der Beschwerdeführer auszuüben beabsichtigt, kaum noch in einem erkennbaren Zusammenhang steht. Die in der Heilpraktikerprüfung geforderten Kenntnisse in Anatomie, Physiologie, Pathologie sowie in Diagnostik und Therapie kann er sämtlich bei seiner Berufstätigkeit nicht verwerten.

3. Die Entscheidung über die Auslagenerstattung beruht auf § 34 a Abs. 2 BVerfGG. Die Festsetzung des Gegenstandswertes ergibt sich aus § 113 Abs. 2 Satz 3 BRAGO (vgl. auch BVerfGE 79, 365 <366 f.>).

Jaeger,   Hömig,   Bryde

BVerfG-Entscheid zu Verfassungsbeschwerde

BUNDESVERFASSUNGSGERICHT

– 1 BvR 1226/06 –

In dem Verfahren über die Verfassungsbeschwerde

1. der Frau H...,

2. des Herrn E...

– Bevollmächtigte: Rechtsanwälte Deubner & Kirchberg,

Mozartstraße 13, 76133 Karlsruhe -

gegen

a) den Beschluss des Oberlandesgerichts Koblenz vom 31. März 2006 - 4 U 20/06 -,

b) das Urteil des Landgerichts Bad Kreuznach vom 8. Dezember 2005 - 5 O 121/04 -

hat die 3. Kammer des Ersten Senats des Bundesverfassungsgerichts

durch den Präsidenten Papier

und die Richter Steiner, Gaier

gemäß § 93 b in Verbindung mit § 93 a BVerfGG in der Fassung der Bekanntmachung vom 11. August 1993 (BGBl I S. 1473) am 20. März 2007 einstimmig beschlossen:

Die Verfassungsbeschwerde wird nicht zur Entscheidung angenommen.

G r ü n d e :

I.

Die Beschwerdeführer sind als so genannte Geistheiler tätig und wenden sich gegen fachgerichtliche Entscheidungen, durch die sie wegen Verstoßes gegen das Gesetz gegen den unlauteren Wettbewerb (UWG) in Verbindung mit dem Gesetz über die Werbung auf dem Gebiete des Heilwesens (Heilmittelwerbegesetz - HWG) zur Unterlassung bestimmter Werbeaussagen in ihrem Internetauftritt verurteilt wurden.

1. Der Beschwerdeführer zu 2) bezeichnet sich als Geistheiler, spiritueller Meister und Lehrer, der den wunderbaren Umgang mit der universellen Lebensenergie erlernt habe und über starke Heilkräfte verfüge. Er habe die göttliche Gabe des Heilens zu seiner Lebensaufgabe gemacht. Es sei ihm insbesondere möglich, einen Beckenschiefstand in Sekundenschnelle ohne Körperberührung zu beheben. Diese sichtbare und beweisbare geistige Heilung sei die wichtigste Hilfe bei der »Volkskrankheit Nr. 1« – dem »Kreuz mit dem Kreuz« – und bedeute die Wiederherstellung der »göttlichen Ordnung« zur Heilwerdung in allen Bereichen. Die besondere göttliche Kraft zur Körperbegradigung sei von ihm auch auf die Beschwerdeführerin zu 1) übertragen worden.

a) Auf ihrer frei zugänglichen Internetseite stellen die Beschwerdeführer ihre Tätigkeit ausführlich dar und werben unter anderem für ihre »Beckenschiefstandkorrektur« mit Beinlängenausgleich und Wirbelsäulenaufrichtung bei Beckenschiefstand, verkrümmter Wirbelsäule und ungleich langen Beinen. Im Rahmen dieses Internetauftritts stellen sich die Beschwerdeführer auch persönlich und ihren Werdegang dar. Dabei weisen sie im Texteingang nach dem fettgedruckten Wort »Hinweis« darauf hin, dass sie weder Ärzte noch Heilpraktiker seien und ihre Hilfe ausschließlich durch die geistige Kraft geschehe, die sich bei der Behandlung beweise und wie ein Wunder darstelle. Geistige Heilung sei keine Arbeit im ärztlichen Sinne, sondern ein spiritueller Vorgang, der umso größeren Erfolg erziele, je uneingeschränkter das Wirken der geistigen Kraft bejaht werde. Auf einer dieser Internetseiten wird unter der Rubrik »Unsere Arbeit« die Wirkung der »Beckenschiefstandkorrektur« durch vergleichende bildliche Darstellung des Körperzustandes vor und nach der Anwendung vorgeführt. Darüber hinaus zeigen Bilder, wie der Beschwerdeführer zu 2) Personen, teilweise unter Zuhilfenahme eines Lineals, näher in Augenschein nimmt. Im Weiteren enthält die Internetseite ein so genanntes Gästebuch, in welchem die Besucher der Seite eigene Kommentare hinterlassen können. Im Gästebuch befinden sich Einträge von Besuchern, die über die erfolgreiche Anwendung der »Beckenschiefstandkorrektur« berichten und den Beschwerdeführern dafür ihren Dank aussprechen.

Unter der Rubrik »Das Kreuz mit dem Kreuz« werben die Beschwerdeführer damit, dass mit geistigem Heilen Krankheiten wie Hexenschuss, Ischias, Bandscheibenvorfall, Arthrose, Osteoporose, Bluthochdruck, Herzmuskelstörungen, Herzrhythmusstörungen, Nervenerkrankungen und anderes mehr im Wege geistigen Heilens behandelt werden können. Des weiteren werben die Beschwerdeführer damit, dass Geistheilung bei Störungen jeglicher Art, insbesondere bei Krebs, Aids, multipler Sklerose und auch bei Süchten erfolgreich angewandt werden könne.

b) Wegen ihres Internetauftritts wurden die Beschwerdeführer von der Klägerin des Ausgangsververfahrens (im Folgenden: Klägerin), einem Verband, dem auch zwei Fachverbände von Heilpraktikern angehören, auf Unterlassung dieser öffentlichen Werbung außerhalb der Fachkreise in Anspruch genommen.

Ferner beantragte die Klägerin, den Beschwerdeführer zu 2) zu verurteilen, es zu unterlassen, berufs- oder gewerbsmäßig die »Beckenschiefstandkorrektur« anzubieten und/oder die Beckenschiefstandkorrektur berufs- oder gewerbsmäßig durchzuführen, es sei denn, dass er ärztlich bestallt oder im Besitz einer Erlaubnis für die Ausübung der Heilkunde gemäß § 1 des Heilpraktikergesetzes (HeilprG) wäre.

c) Das Landgericht gab dieser Klage mit Urteil vom 8. Dezember 2005 teilweise statt. Einen Unterlassungsanspruch gegen den Beschwerdeführer zu 2) nach dem Heilpraktikergesetz verneinte das Gericht unter Hinweis auf die einschlägigen Entscheidungen der 2. Kammer des Ersten Senats des Bundesverfassungsgerichts vom 2. März 2004 (1 BvR 784/03, NJW-RR 2004, S. 705 ff., »Geistheiler«) und der 3. Kammer des Zweiten Senats des Bundesverfassungsgerichts vom 3. Juni 2004 (BVerfGK 3, 234 ff., »Wunderheiler«). Allerdings wurden die Beschwerdeführer zur Unterlassung der beanstandeten Werbung verpflichtet. Der Anwendungsbereich des Heilmittelwerbegesetzes sei eröffnet, die von Seiten der Beschwerdeführer angebotene »Beckenschiefstandkorrektur« sei ein Verfahren oder eine Behandlung gemäß § 1 Abs. 1 Nr. 2

2. Alternative HWG. Der Begriff des Heilmittels im Heilmittelwerbegesetz sei nämlich weiter gehend als der Begriff der Ausübung der Heilkunde. Das Heilmittelwerbege-

setz wollte die Verbraucher zum einen vor den Gefahren der Selbstmedikation, zum anderen in der durch Ängste und Nöte um seine Gesundheit geprägten Zwangslage davor schützen, durch unsachliche Werbung in die Irre geführt zu werden und unnötige Aufwendungen für seine Gesundheit zu tätigen. Ob diese Mittel oder Verfahren üblicherweise durch einen Arzt oder Heilpraktiker angewandt oder verschrieben würden, bliebe dabei unerheblich. Die Beschwerdeführer seien durch die Werbebeschränkung nur in ihrer Berufsausübungsfreiheit betroffen, diese Berufsausübungsbeschränkungen seien durch hinreichende Gründe des Gemeinwohls gerechtfertigt. Insoweit müsse das Interesse der Beschwerdeführer an einer ungehinderten Werbung zurückstehen; insbesondere seien sie hinsichtlich ihrer Werbung nicht auf gegen § 11 Abs. 1 Nr. 5 b HWG verstoßende bildliche Darstellungen des Gesundheitszustandes ihrer Kunden vor und nach Anwendung der »Beckenschiefstandkorrektur« angewiesen. Auch die Einrichtung eines Gästebuches auf ihrer Internetseite, in welchem sich Dritte entgegen § 11 Abs. 1 Nr. 11 HWG anerkennend, empfehlend und dankend hinsichtlich der Behandlungsmethoden der Beschwerdeführer äußerten, sei als Werbemaßnahme nicht zwingend geboten. Gleiches gelte auch für die – gegen § 11 Abs. 1 Nr. 4 HWG verstoßende - Darstellung des Beschwerdeführers zu 2) bei der Ausübung der »Beckenschiefstandkorrektur«.

d) Die Berufung der Beschwerdeführer wurde vom Oberlandesgericht durch Beschluss gemäß § 522 Abs. 2 ZPO zurückgewiesen.

Das Landgericht sei zu Recht davon ausgegangen, dass sich die Aktivlegitimation der Klägerin aus § 8 Abs. 3 Nr. 2 UWG ergebe. Mit dieser Klage verhalte sich die Klägerin im Rahmen ihres Verbandszwecks. Insbesondere handele es sich bei Heilpraktikern und Geistheilern auch um Wettbewerber, da beide Personengruppen um diejenigen Kranken konkurrierten, die sich von einer ärztlichen Behandlung keine Heilung versprächen.

Soweit sich die Beschwerdeführer nunmehr auch auf Art. 5 GG beriefen, ändere dies nichts am Unterlassungsanspruch der Klägerin, da auch insoweit die Rechtsgüterabwägung zu Lasten der Beschwerdeführer ginge.

2. Gegen diese zivilgerichtlichen Entscheidungen richtet sich die Verfassungsbe-schwerde. Die Beschwerdeführer rügen die Verletzung ihrer Grundrechte aus Art. 12 Abs. 1, Art. 5 Abs. 1 und Art. 3 Abs. 1 in Verbindung mit Art. 20 Abs. 3 GG. Die angegriffenen Entscheidungen verstießen gegen die Grundrechte der Beschwer-deführer, weil eine wirksame Beschränkung ihrer Grundrechte durch das Heilmittel-werbegesetz nicht erfolgt sei. Zwar sei der für das Heilmittelwerbegesetz maßgebliche Begriff der »Behandlung« weiter gehend als der Begriff der »Ausübung der Heilkun-de«. Allerdings setze eine »Behandlung« bereits ihrem Wortlaut nach eine Einwirkung voraus, die auf naturwissenschaftlich-logischen oder rational nachvollziehbaren Wir-kungsmechanismen beruhe. Davon sei eine rein spirituelle Wirkung daher nicht er-fasst. Auch angesichts des Schutzzwecks des Heilmittelwerbegesetzes unterfalle die Tätigkeit eines Geistheilers nicht den »Behandlungen« im Sinne des Heilmittelwerbe-gesetzes. Die Gefahr einer Selbstmedikation bestehe vorliegend nicht. Eine gesund-heitliche Gefährdung durch das Handauflegen könne ebenfalls nicht angenommen werden. Zwar könnte der weitere Schutzzweck des Heilmittelwerbegesetzes, nämlich der Schutz privater Verbraucher vor wirtschaftlicher Übervorteilung einschlägig sein. Zu berücksichtigen sei jedoch, dass es sich bei der Selbstdarstellung im Internet um eine passive Darstellungsplattform handele, die sich der breiten Öffentlichkeit nicht unvorbereitet aufdränge (Hinweis auf BVerfG, Beschluss der 2. Kammer des Ersten Senats vom 30. April 2004 - 1 BvR 2334/03 -, NJW 2004, S. 2660). Zudem bliebe den Beschwerdeführern letztlich keine andere Möglichkeit, die beanstandeten Informati-onen zu verbreiten, weil es »Fachkreise« für Geistheiler nicht gäbe.

Ferner liege eine Verletzung von Art. 5 Abs. 1 GG vor, weil das Heilmittelwerbege-setz zwar ein allgemeines Gesetz im Sinne dieser Vorschrift sei, vorliegend jedoch nicht einschlägig und daher auch nicht geeignet sei, um die Grundrechtseinschrän-kungen der Beschwerdeführer zu rechtfertigen.

Schließlich verletzten die angegriffenen Entscheidungen auch das Willkürverbot. Die Annahme der Gerichte, der Klägerin stehe eine Klagebefugnis gemäß § 8 Abs. 3 Nr. 2 UWG zu, sei willkürlich. Die Instanzgerichte gingen zu Unrecht davon aus, dass von Heilpraktikern und Geistheilern die gleichen Kreise von Nachfragern an-

Anhang ···················

gesprochen würden. Richtig sei vielmehr, dass die Verbraucher sehr wohl zwischen denjenigen Personen, die auf medizinischer Grundlage arbeiteten, wie etwa Ärzte, Heilpraktiker und Masseure, und denjenigen, die allein auf Grundlage spiritueller und/oder religiöser Riten tätig würden, unterschieden. Die bei einem Geistheiler Heilung Suchenden wüssten, dass ihnen dort keine medizinische Hilfe zuteil würde. Wer sich an einen Geistheiler wende, sei oft medizinisch austherapiert, weswegen Heilpraktiker und Geistheiler nicht als Mitbewerber angesehen werden könnten.

II.
Die Verfassungsbeschwerde ist nicht zur Entscheidung anzunehmen, weil die Annahmevoraussetzungen des § 93 a Abs. 2 BVerfGG nicht vorliegen.

1. Der Verfassungsbeschwerde kommt grundsätzliche verfassungsrechtliche Bedeutung nicht zu (§ 93 a Abs. 2 Buchstabe a BVerfGG). Das Bundesverfassungsgericht hat die entscheidungserheblichen Fragen zu den Grenzen der Berufsausübungsfreiheit im Allgemeinen (vgl. BVerfGE 30, 292 <315 ff.>) ebenso geklärt wie die relevanten Fragen zum Werberecht der freien Berufe (vgl. BVerfGE 71, 162 <173 f.>). Dabei hat das Bundesverfassungsgericht bereits entschieden, dass in den Bereich der durch Art. 12 Abs. 1 GG geschützten berufsbezogenen Tätigkeiten auch die berufliche Außendarstellung der Grundrechtsberechtigten einschließlich der Werbung für die Inanspruchnahme ihrer Dienste fällt (vgl. BVerfGE 85, 97 <104>; 94, 372 <389>). Namentlich für die heilenden Berufe ist zudem geklärt, welche Gemeinwohlbelange der Werbefreiheit Grenzen setzen können (vgl. BVerfGE 71, 162 <173 f.>).
2. Die Annahme der Verfassungsbeschwerde ist auch nicht zur Durchsetzung der von den Beschwerdeführern als verletzt bezeichneten Verfassungsrechte angezeigt (§ 93 a Abs. 2 Buchstabe b BVerfGG); denn die Verfassungsbeschwerde hat keine hinreichende Aussicht auf Erfolg.

a) Die Annahme der zulässigen Verfassungsbeschwerde ist nicht zur Durchsetzung des Rechts der Beschwerdeführer aus Art. 12 Abs. 1 GG angezeigt. Die Beschränkung der Werbemöglichkeiten der Beschwerdeführer betrifft deren Berufsausübung (vgl. BVerfGE 85, 97 <106>) und ist durch hinreichende Gründe des Gemeinwohls (vgl. BVerfGE 103, 1 <10>) unter Beachtung des Grundsatzes der Verhältnismäßigkeit (vgl. BVerfGE 94, 372 <389 f.>; 106, 181 <191 f.>) gerechtfertigt.

aa) Die fachgerichtlichen Entscheidungen, gegen die sich die Verfassungsbeschwerde richtet, greifen in die durch Art. 12 Abs. 1 GG geschützte Berufsausübungsfreiheit der Beschwerdeführer ein. Zur Freiheit der Berufsausübung gehört nicht nur die berufliche Praxis selbst, sondern auch jede Tätigkeit, die mit der Berufsausübung zusammenhängt und dieser dient (vgl. BVerfGE 94, 372 <389>). Sie schließt die Außendarstellung von selbständigen Berufstätigen ein, soweit sie auf die Förderung des beruflichen Erfolges gerichtet ist. Staatliche Maßnahmen, die geschäftliche oder berufliche Werbung beschränken, sind Eingriffe in die Freiheit der Berufsausübung (vgl. BVerfGE 85, 248 <256> m. w. N.).

bb) Eingriffe in die Freiheit der Berufsausübung bedürfen gemäß Art. 12 Abs. 1 Satz 2 GG einer gesetzlichen Grundlage, die den Anforderungen der Verfassung an grundrechtsbeschränkende Gesetze genügt.

(1) Die angegriffenen Entscheidungen beruhen auf den Bestimmungen des Heilmittelwerbegesetzes, welche die Grenzen zulässiger Werbung für Arznei- und andere Mittel zur Behandlung von Krankheiten festlegen. Verfassungsrechtlich nicht zu beanstanden ist die Annahme der Zivilgerichte, dass der Anwendungsbereich des Heilmittelwerbegesetzes gemäß § 1 Abs. 1 Nr. 2 HWG eröffnet sei, weil Werbung für Verfahren und Behandlungen erfolge und sich die Werbeaussage auf die Erkennung, Beseitigung oder Linderung von Krankheiten, Leiden, Körperschäden oder krankhaften Beschwerden bei Mensch oder Tier beziehe.

(2) Die hiernach einschlägige gesetzliche Bestimmung ist mit Art. 12 Abs. 1 GG vereinbar. Sie ist durch ausreichende Gründe des Gemeinwohls gerechtfertigt und trägt dem Grundsatz der Verhältnismäßigkeit Rechnung.

(a) Das Heilmittelwerbegesetz soll in erster Linie Gefahren begegnen, welche der Gesundheit des Einzelnen und den Gesundheitsinteressen der Allgemeinheit durch unsachgemäße Selbstmedikation drohen; unerheblich ist, ob diese Gefahren im

Einzelfall auch tatsächlich eintreten (vgl. BGH, Urteil vom 26. September 2002 - I ZR 101/00 -, NJW-RR 2003, S. 478 <479> m.w.N.). Darüber hinaus soll verhindert werden, dass durch eine mit Übertreibungen arbeitende, suggestive oder marktschreierische Werbung Kranke und besonders ältere Menschen zu Fehlentscheidungen beim Arzneimittelgebrauch und bei der Verwendung anderer Mittel zur Beseitigung von Krankheiten oder Körperschäden verleitet werden (BGH, a. a. O.). Die hiernach maßgebenden gesetzlichen Ziele des Gesundheitsschutzes und des Schutzes gegen wirtschaftliche Übervorteilung besonders schutzbedürftiger Privater stellen hinreichende Gründe des gemeinen Wohls (vgl. BVerfGE 103, 1 <10>) dar, die Einschränkungen der Berufsausübungsfreiheit rechtfertigen können.

Dies gilt insbesondere auch hinsichtlich der werbenden Tätigkeit von »Geistheilern«. Bei der vom Gesetzgeber verfolgten Schutzrichtung ist eine Differenzierung danach, ob die auf Heilung zielende Behandlung auf naturwissenschaftlichen Erkenntnissen, traditionsgeleiteter Erfahrung oder behaupteter spiritueller Begabung des Heilenden beruht, nicht angezeigt.

Anlass der gesetzlichen Regelung ist nämlich nicht die Sicherstellung der Befähigung und der fachlichen wie charakterlichen Geeignetheit des Heilenden (vgl. hierzu BVerfG, Beschluss der 2. Kammer des Ersten Senats vom 2. März 2004 - 1 BvR 784/03 -, NJW-RR 2004, S. 705 f.), sondern die besondere Schutzbedürftigkeit erkrankter oder älterer Menschen vor unangemessen beeinflussender Werbung. Insbesondere der Schutz vor wirtschaftlicher Übervorteilung privater Verbraucher (vgl. dazu Doepner, Heilmittelwerbegesetz, 2. Aufl. 2000, Einl. Rn. 40 m.w.N.) ist nicht etwa deswegen weniger einschlägig oder weniger dringend, weil der »Heiler« jenseits der Grenzen naturwissenschaftlicher Erkenntnisse und Überprüfbarkeit arbeitet. Anders als bei Prüfung der Erforderlichkeit einer besonderen Zulassung zu »geistigem Heilen« (vgl. dazu BVerfG, Beschluss der 2. Kammer des Ersten Senats vom 2. März 2004 - 1 BvR 784/03 -, NJW-RR 2004, S. 705) oder der Strafbarkeit einer solchen Berufstätigkeit ohne Zulassung (vgl. dazu BVerfGK 3, 234 <238 ff.>) zielt das Heilmittelwerbegesetz auf die besondere Schutzbedürftigkeit Kranker angesichts grob unsachlicher oder besonders suggestiver Werbemaßnahmen. Deswegen ist vorliegend ohne Belang, ob ein Heiler, der spirituell wirkt und den

religiösen Riten näher steht als der Medizin, im Allgemeinen die Erwartung auf heilkundlichen Beistand weckt (vgl. dazu BVerfG, Beschluss der 2. Kammer des Ersten
Senats vom 2. März 2004 - 1 BvR 784/03 -, NJW-RR 2004, S. 705). Diese Frage ist
zwar für die Erlaubnispflichtigkeit der Tätigkeit des »Heilers« nach dem Heilpraktikergesetz entscheidend, weswegen die Fachgerichte die auf das Heilpraktikergesetz gestützten Unterlassungsklagen gegen den Beschwerdeführer zu 2) auch
unter Berücksichtigung der einschlägigen verfassungsgerichtlichen Rechtsprechung
abgewiesen haben. Für die Anwendbarkeit des Heilmittelwerbegesetzes und die
Bestimmung der mit ihm verfolgten Schutzzwecke erlangt die heilkundliche Bewertung der Tätigkeit von »Geistheilern« jedoch keine Bedeutung.

(b) Die Beschränkung der Werbeaussagen hinsichtlich der Verwendung bildlicher
Darstellungen oder der Wiedergabe von lobenden Äußerungen Dritter ist auch
geeignet, den Schutz behandlungsbedürftig Kranker vor wirtschaftlicher Übervorteilung zu sichern. Gerade die Suggestivkraft von Bildern, die angeblich den auch
vom Adressaten der Werbung angestrebten Heilungserfolg bei gleichermaßen Erkrankten beweisen, kann durch Krankheit und Alter geschwächte Menschen an
sachgerechten Entscheidungen hindern und dazu führen, dass sie sich auf Behand-
lungsangebote einlassen, die sich jedenfalls wirtschaftlich als nachteilig erweisen.
Diese Eignung der Werbebeschränkung ließe sich nur dann bezweifeln, wenn man
bei der Inanspruchnahme von »Geistheilern« generell unterstellen wollte, dass die
behandlungsbedürftig Kranken um die Aussichtslosigkeit der ihnen angebotenen
Verfahren und Behandlungen zur Erkennung, Beseitigung oder Linderung ihrer
Krankheiten wüssten und diese in einem bewussten Akt der »Selbstschädigung«
dennoch in Anspruch nähmen. Davon kann jedoch gerade nicht ausgegangen werden, weil die Hinwendung zu einem »Geistheiler« zwar von den Patienten häufig
als »ultima ratio« verstanden wird, selbstredend aber mit der Hoffnung auf Heilung
verbunden bleibt. Wird - wie im vorliegenden Fall - der Eintritt des Heilungserfolges
vom »Geistheiler« sogar noch bei entsprechender Einstellung des Erkrankten als
sicher hingestellt, so tritt dieser Zusammenhang besonders klar zu Tage.

(c) Die einschlägigen Werbeverbote sind nicht nur generell, sondern auch hinsichtlich der Werbeaussagen von »Geistheilern« erforderlich. Ein milderes Mittel

zur Erreichung des angestrebten Ziels, behandlungsbedürftig Kranke wirksam vor wirtschaftlicher Übervorteilung zu schützen, ist nicht ersichtlich. Anders als bei der Frage einer aus dem Heilpraktikergesetz abgeleiteten Erlaubnispflicht der Tätigkeit der »Geistheiler« und der hiermit verbundenen Beschränkung der Berufswahlfreiheit der Beschwerdeführer ist bei den hier zu betrachtenden Werbemaßnahmen ein aufklärender Hinweis auf die nicht medizinische, sondern spirituelle Grundlage der Behandlung nicht in gleicher Weise für den erstrebten Schutz der Gemeinwohlbelange geeignet wie das begrenzte Werbeverbot.

Im Unterschied zur Auswahlentscheidung, die ein behandlungsbedürftig Kranker zwischen Arzt, Heilpraktiker und Geistheiler trifft, ist der private Verbraucher, der sich Heilmittelwerbung gegenüber sieht, nämlich nicht nur durch seinen krankheitsbedingten Zustand in besonderer Weise der Gefahr ausgesetzt, wirtschaftlich übervorteilt und ausgenutzt zu werden. Vielmehr wird diese besondere Anfälligkeit von Kranken durch im Heilmittelwerbegesetz exemplarisch aufgeführte besonders suggestive, mit Übertreibungen arbeitende oder marktschreierische Werbemethoden weiter vertieft. So vergrößert sich die ohnehin schon bestehende Gefahr, Fehlentscheidungen bei der Verwendung von Mitteln zur Heilung oder Linderung von Krankheiten und Körperschäden zu treffen. Die auf diese Weise gesteigerte Schutzbedürftigkeit der Verbraucher lässt sich nicht durch einen bloß aufklärenden Hinweis ausgleichen.

(d) Bei der gebotenen Gesamtabwägung zwischen der Schwere des Eingriffs in die Berufsausübungsfreiheit der »Geistheiler« und dem Gewicht der ihn rechtfertigenden Gründe ergibt sich, dass die Grenze der Zumutbarkeit für die Grundrechtsträger noch gewahrt ist (vgl. BVerfGE 76, 196 <207>; 94, 372 <390>).

Die aufgezeigten Werbeeinschränkungen sind angesichts der Bedeutung und des Ausmaßes der Bedrohung der durch das Heilmittelwerbegesetz geschützten Rechtsgüter angemessen. Sie sind den Beschwerdeführern auch zumutbar, weil sie ihnen weiterhin umfangreiche Möglichkeiten offen lassen, für ihre Tätigkeiten in sachlicher und inhaltlich uneingeschränkter Weise werben zu können. Von ihnen wird keineswegs eine generelle Aufgabe ihres Werbeauftritts verlangt. Es bleibt ihnen vielmehr unbenommen, bis an die Grenze irreführender Werbung ihre Behandlungsansätze und -methoden darzustellen. Eine Privilegierung von als »Geistheiler« Tätigen gegenüber den Heilberufen der Ärzte oder Heilpraktiker erscheint zudem unter keinem Gesichtspunkt geboten. Ebenso wie diesen sind auch »Geistheilern« bestimmte bebilderte Werbeaussagen, suggestive oder irreführende Werbung mit Stellungnahmen Dritter oder die Abgabe unhaltbarer Wirksamkeits- oder Erfolgsversprechen verboten. Demgegenüber führt der Umstand allein, dass es im Bereich der »Geistheiler« keine eigenen Fachkreise im Sinne von § 2 HWG gibt, bei denen die Beschwerdeführer uneingeschränkt werben könnten, nicht zu einer anderen Beurteilung. Dass von einer geringeren Schutzbedürftigkeit dieser Adressaten ausgegangen wird, ist dem besonderen Kenntnisstand in Fachkreisen sowie dem Umstand geschuldet, dass mit ihnen keine behandlungsbedürftig Kranken angesprochen sind. Fehlt es – wie im Tätigkeitsfeld von »Geistheilern« – an solchen Fachkreisen, so reduziert dies weder die Schutzbedürftigkeit der privaten Verbraucher, noch gibt es Anlass für kompensatorische Maßnahmen.

Anderes ergibt sich vorliegend auch nicht daraus, dass es sich bei der hier beanstandeten Werbung um eine Selbstdarstellung im Internet und damit in einem Medium handelt, das als passive Darstellungsplattform in der Regel von interessierten Personen auf der Suche nach ganz bestimmten Informationen aus eigener Initiative heraus aufgesucht wird und sich daher der breiten Öffentlichkeit nicht unvorbereitet aufdrängt (vgl. dazu BVerfGK 1, 240 <244>). Bereits der Schutzzweck des Heilmittelwerbegesetzes legt es nahe, dem Aspekt der eigeninitiativen Suche keine maßgebliche Bedeutung zuzumessen.

Gerade der Kreis der durch das Heilmittelwerbegesetz Geschützten wird regelmäßig und mit Fortdauer der Erkrankung verstärkt nach Informationen über angebotene Heilungsmethoden suchen und dabei auch zunehmend auf die Möglichkeiten des Internet zurückgreifen. Stößt er dann auf einschlägige Werbeaussagen, so ist er in besonderem Maße auf deren Sachlichkeit angewiesen.

b) Eine Verletzung der Beschwerdeführer in ihrem Recht auf Meinungsfreiheit gemäß Art. 5 Abs. 1 GG durch das Heilmittelwerbegesetz als allgemeines Gesetz sowie durch seine Anwendung im Einzelfall ist ebenfalls nicht ersichtlich. Für eine spezifische Verletzung ihres Grundrechts auf Meinungsäußerung haben die Beschwerdeführer auch nichts vorgetragen, sondern haben lediglich auf ihre Ausführungen zu Art. 12 GG verwiesen.

c) Auch unter dem Gesichtspunkt von Art. 3 Abs. 1 GG ist die Annahme der Verfassungsbeschwerde nicht angezeigt. Für eine Verletzung von Art. 3 Abs. 1 GG reicht eine unzutreffende Rechtsanwendung allein nicht aus (vgl. BVerfGE 75, 329 <347>); notwendig ist vielmehr, dass die Rechtsanwendung oder das Verfahren unter keinem denkbaren Aspekt mehr rechtlich vertretbar sind und sich daher der Schluss aufdrängt, dass sie auf sachfremden und damit willkürlichen Erwägungen beruhen (vgl. BVerfGE 80, 48 <51>; 86, 59 <63>). Eine in diesem Sinne krasse Fehlentscheidung (vgl. BVerfGE 89, 1 <14>) liegt nicht vor. Die Annahme der Klagebefugnis der Klägerin ist vielmehr nachvollziehbar und sachgerecht begründet; das gilt insbesondere für die angenommene Überschneidung der Nachfragekreise hinsichtlich des Angebots der heilenden Berufe.

Diese Entscheidung ist unanfechtbar.

Papier,   Steiner,   Gaier

Gesetz über die berufsmäßige Ausübung der Heilkunde ohne Bestallung (Heilpraktikergesetz)[2]

HeilprG, Ausfertigungsdatum: 17.02.1939
Stand: Zuletzt geändert durch Art. 15 G v. 23.10.2001 I 2702

Eingangsformel

Die Reichsregierung hat das folgende Gesetz beschlossen, das hiermit verkündet wird:

§ 1

(1) Wer die Heilkunde, ohne als Arzt bestallt zu sein, ausüben will, bedarf dazu der Erlaubnis.

(2) Ausübung der Heilkunde im Sinne dieses Gesetzes ist jede berufs- oder gewerbsmäßig vorgenommene Tätigkeit zur Feststellung, Heilung oder Linderung von Krankheiten, Leiden oder Körperschäden bei Menschen, auch wenn sie im Dienste von anderen ausgeübt wird.

(3) Wer die Heilkunde bisher berufsmäßig ausgeübt hat und weiterhin ausüben will, erhält die Erlaubnis nach Maßgabe der Durchführungsbestimmungen; er führt die Berufsbezeichnung »Heilpraktiker«.

§ 2

(1) Wer die Heilkunde, ohne als Arzt bestallt zu sein, bisher berufsmäßig nicht ausgeübt hat, kann eine Erlaubnis nach § 1 in Zukunft ... erhalten.

(2) Wer durch besondere Leistungen seine Fähigkeit zur Ausübung der Heilkunde glaubhaft macht, wird auf Antrag des *Reichsministers des Innern* durch den *Reichsminister für Wissenschaft, Erziehung und Volksbildung* unter erleichterten Bedingungen zum Studium der Medizin zugelassen, sofern er seine Eignung für die Durchführung des Medizinstudiums nachweist.

---

2 Textnachweis Geltung ab: 1.1.1975.

§ 3

Die Erlaubnis nach § 1 berechtigt nicht zur Ausübung der Heilkunde im Umherziehen.

§ 4

–

§ 5

Wer, ohne zur Ausübung des ärztlichen Berufs berechtigt zu sein und ohne eine Erlaubnis nach § 1 zu besitzen, die Heilkunde ausübt, wird mit Freiheitsstrafe bis zu einem Jahr oder mit Geldstrafe bestraft.

§ 5a

(1) Ordnungswidrig handelt, wer als Inhaber einer Erlaubnis nach § 1 die Heilkunde im Umherziehen ausübt.

(2) Die Ordnungswidrigkeit kann mit einer Geldbuße bis zu zweitausendfünfhundert Euro geahndet werden.

§ 6

(1) Die Ausübung der Zahnheilkunde fällt nicht unter die Bestimmungen dieses Gesetzes.

(2) –

§ 7

Der *Reichsminister des Innern* erläßt ... die zur Durchführung ... dieses Gesetzes erforderlichen Rechts- und Verwaltungsvorschriften.

§ 8

(1) Dieses Gesetz tritt am Tag nach der Verkündung in Kraft.

(2) Gleichzeitig treten § 56a Abs. 1 Nr. 1 und § 148 Abs. 1 Nr. 7a der Reichsgewerbeordnung, soweit sie sich auf die Ausübung der Heilkunde im Sinne dieses Gesetzes beziehen, außer Kraft.

Gesetz über die Werbung auf dem Gebiete des Heilwesens (Heilmittelwerbegesetz – HWG)[3]

HWG, Ausfertigungsdatum: 11.07.1965

§ 1

(1) Dieses Gesetz findet Anwendung auf die Werbung für 1. Arzneimittel im Sinne des § 2 des Arzneimittelgesetzes, 1a. Medizinprodukte im Sinne des § 3 des Medizinproduktegesetzes, 2. andere Mittel, Verfahren, Behandlungen und Gegenstände, soweit sich die Werbeaussage auf die Erkennung, Beseitigung oder Linderung von Krankheiten, Leiden, Körperschäden oder krankhaften Beschwerden bei Mensch oder Tier bezieht, sowie operative plastisch-chirurgische Eingriffe, soweit sich die Werbeaussage auf die Veränderung des menschlichen Körpers ohne medizinische Notwendigkeit bezieht.

(2) Andere Mittel im Sinne des Absatzes 1 Nr. 2 sind kosmetische Mittel im Sinne des § 4 des Lebensmittel- und Bedarfsgegenständegesetzes. Gegenstände im Sinne des Absatzes 1 Nr. 2 sind auch Gegenstände zur Körperpflege im Sinne des § 5 Abs. 1 Nr. 4 des Lebensmittel- und Bedarfsgegenständegesetzes.

(3) Eine Werbung im Sinne dieses Gesetzes ist auch das Ankündigen oder Anbieten von Werbeaussagen, auf die dieses Gesetz Anwendung findet.

(4) Dieses Gesetz findet keine Anwendung auf die Werbung für Gegenstände zur Verhütung von Unfallschäden.

(5) Das Gesetz findet keine Anwendung auf den Schriftwechsel und die Unterlagen, die nicht Werbezwecken dienen und die zur Beantwortung einer konkreten Anfrage zu einem bestimmten Arzneimittel erforderlich sind.

---

3 Textnachweis Geltung ab: 1.1.1978

(6) Das Gesetz findet ferner keine Anwendung beim elektronischen Handel mit Arzneimitteln auf das Bestellformular und die dort aufgeführten Angaben, soweit diese für eine ordnungsgemäße Bestellung notwendig sind.

§ 2

Fachkreise im Sinne dieses Gesetzes sind Angehörige der Heilberufe oder des Heilgewerbes, Einrichtungen, die der Gesundheit von Mensch oder Tier dienen, oder sonstige Personen, soweit sie mit Arzneimitteln, Medizinprodukten, Verfahren, Behandlungen, Gegenständen oder anderen Mitteln erlaubterweise Handel treiben oder sie in Ausübung ihres Berufes anwenden.

§ 3

Unzulässig ist eine irreführende Werbung. Eine Irreführung liegt insbesondere dann vor,
1. wenn Arzneimitteln, Medizinprodukten, Verfahren, Behandlungen, Gegenständen oder anderen Mitteln eine therapeutische Wirksamkeit oder Wirkungen beigelegt werden, die sie nicht haben,
2. wenn fälschlich der Eindruck erweckt wird, daß
   a) ein Erfolg mit Sicherheit erwartet werden kann,
   b) bei bestimmungsgemäßem oder längerem Gebrauch keine schädlichen Wirkungen eintreten,
   c) die Werbung nicht zu Zwecken des Wettbewerbs veranstaltet wird,
3. wenn unwahre oder zur Täuschung geeignete Angaben
   a) über die Zusammensetzung oder Beschaffenheit von Arzneimitteln, Medizinprodukten, Gegenständen oder anderen Mitteln oder über die Art und Weise der Verfahren oder Behandlungen oder
   b) über die Person, Vorbildung, Befähigung oder Erfolge des Herstellers, Erfinders oder der für sie tätigen oder tätig gewesenen Personen gemacht werden.

§ 3a

Unzulässig ist eine Werbung für Arzneimittel, die der Pflicht zur Zulassung unterliegen und die nicht nach den arzneimittelrechtlichen Vorschriften zugelassen sind oder als zugelassen gelten. Satz 1 findet auch Anwendung, wenn sich die Werbung auf Anwendungsgebiete oder Darreichungsformen bezieht, die nicht von der Zulassung erfasst sind.

§ 4

(1) Jede Werbung für Arzneimittel im Sinne des § 2 Abs. 1 oder Abs. 2 Nr. 1 des Arzneimittelgesetzes muß folgende Angaben enthalten:

1. den Namen oder die Firma und den Sitz des pharmazeutischen Unternehmers,

2. die Bezeichnung des Arzneimittels,

3. die Zusammensetzung des Arzneimittels gemäß § 11 Abs. 1 Satz 1 Nr. 6 Buchstabe d des Arzneimittelgesetzes,

4. die Anwendungsgebiete,

5. die Gegenanzeigen,

6. die Nebenwirkungen,

7. Warnhinweise, soweit sie für die Kennzeichnung der Behältnisse und äußeren Umhüllungen vorgeschrieben sind,

7a. bei Arzneimitteln, die nur auf ärztliche, zahnärztliche oder tierärztliche Verschreibung abgegeben werden dürfen, der Hinweis »Verschreibungspflichtig«,

8. die Wartezeit bei Arzneimitteln, die zur Anwendung bei Tieren bestimmt sind, die der Gewinnung von Lebensmitteln dienen.

Eine Werbung für traditionelle pflanzliche Arzneimittel, die nach dem Arzneimittelgesetz registriert sind, muss folgenden Hinweis enthalten:

»Traditionelles pflanzliches Arzneimittel zur Anwendung bei ... (spezifiziertes Anwendungsgebiet/spezifizierte Anwendungsgebiete) ausschließlich auf Grund langjähriger Anwendung«.

(1a) Bei Arzneimitteln, die nur einen arzneilich wirksamen Bestandteil enthalten, muß der Angabe nach Absatz 1 Nr. 2 die Bezeichnung dieses Bestandteils mit dem Hinweis: »Wirkstoff:« folgen; dies gilt nicht, wenn in der Angabe nach Absatz 1 Nr. 2 die Bezeichnung des Wirkstoffs enthalten ist.

(2) Die Angaben nach den Absätzen 1 und 1a müssen mit denjenigen übereinstimmen, die nach § 11 oder § 12 des Arzneimittelgesetzes für die Packungsbeilage vorgeschrieben sind. Können die in § 11 Abs. 1 Satz 1 Nr. 3 Buchstabe a und c und Nr. 5 des Arzneimittelgesetzes vorgeschriebenen Angaben nicht gemacht werden, so können sie entfallen.

(3) Bei einer Werbung außerhalb der Fachkreise ist der Text »Zu Risiken und Nebenwirkungen lesen Sie die Packungsbeilage und fragen Sie Ihren Arzt oder Apotheker« gut lesbar und von den übrigen Werbeaussagen deutlich abgesetzt und abgegrenzt anzugeben. Bei einer Werbung für Heilwässer tritt an die Stelle der Angabe »die Packungsbeilage« die Angabe »das Etikett« und bei einer Werbung für Tierarzneimittel an die Stelle »Ihren Arzt« die Angabe »den Tierarzt« Die Angaben nach Absatz 1 Nr. 1, 3, 5 und 6 können entfallen. Satz 1 findet keine Anwendung auf Arzneimittel, die für den Verkehr außerhalb der Apotheken freigegeben sind, es sei denn, daß in der Packungsbeilage oder auf dem Behältnis Nebenwirkungen oder sonstige Risiken angegeben sind.

(4) Die nach Absatz 1 vorgeschriebenen Angaben müssen von den übrigen Werbeaussagen deutlich abgesetzt, abgegrenzt und gut lesbar sein.

(5) Nach einer Werbung in audiovisuellen Medien ist der nach Absatz 3 Satz 1 oder 2 vorgeschriebene Text einzublenden, der im Fernsehen vor neutralem Hintergrund gut lesbar wiederzugeben und gleichzeitig zu sprechen ist, sofern nicht die Angabe dieses Textes nach Absatz 3 Satz 4 entfällt. Die Angaben nach Absatz 1 können entfallen.

(6) Die Absätze 1, 1a, 3 und 5 gelten nicht für eine Erinnerungswerbung. Eine Erinnerungswerbung liegt vor, wenn ausschließlich mit der Bezeichnung eines Arzneimittels oder zusätzlich mit dem Namen, der Firma, der Marke des pharmazeutischen Unternehmers oder dem Hinweis: »Wirkstoff:« geworben wird.

§ 4a

(1) Unzulässig ist es, in der Packungsbeilage eines Arzneimittels für andere Arzneimittel oder andere Mittel zu werben.

(2) Unzulässig ist es auch, außerhalb der Fachkreise für die im Rahmen der vertragsärztlichen Versorgung bestehende Verordnungsfähigkeit eines Arzneimittels zu werben.

§ 5

Für homöopathische Arzneimittel, die nach dem Arzneimittelgesetz registriert oder von der Registrierung freigestellt sind, darf mit der Angabe von Anwendungsgebieten nicht geworben werden.

§ 6

Unzulässig ist eine Werbung, wenn

1. Gutachten oder Zeugnisse veröffentlicht oder erwähnt werden, die nicht von wissenschaftlich oder fachlich hierzu berufenen Personen erstattet worden sind und nicht die Angabe des Namens, Berufes und Wohnortes der Person, die das Gutachten erstellt oder das Zeugnis ausgestellt hat, sowie den Zeitpunkt der Ausstellung des Gutachtens oder Zeugnisses enthalten,

2. auf wissenschaftliche, fachliche oder sonstige Veröffentlichungen Bezug genommen wird, ohne daß aus der Werbung hervorgeht, ob die Veröffentlichung das Arzneimittel, das Verfahren, die Behandlung, den Gegenstand oder ein anderes Mittel selbst betrifft, für die geworben wird, und ohne daß der Name des Verfassers, der Zeitpunkt der Veröffentlichung und die Fundstelle genannt werden,

3. aus der Fachliteratur entnommene Zitate, Tabellen oder sonstige Darstellungen nicht wortgetreu übernommen werden.

§ 7

(1) Es ist unzulässig, Zuwendungen und sonstige Werbegaben (Waren oder Leistungen) anzubieten, anzukündigen oder zu gewähren oder als Angehöriger der Fachkreise anzunehmen, es sei denn, daß

1. es sich bei den Zuwendungen oder Werbegaben um Gegenstände von geringem Wert, die durch eine dauerhafte und deutlich sichtbare Bezeichnung des Werbenden oder des beworbenen Produktes oder beider gekennzeichnet sind, oder um geringwertige Kleinigkeiten handelt;

2. die Zuwendungen oder Werbegaben in a) einem bestimmten oder auf bestimmte Art zu berechnenden Geldbetrag oder b) einer bestimmten oder auf bestimmte Art zu berechnenden Menge gleicher Ware gewährt werden; Zuwen-

dungen oder Werbegaben nach Buchstabe a sind für Arzneimittel unzulässig, soweit sie entgegen den Preisvorschriften gewährt werden, die aufgrund des Arzneimittelgesetzes gelten; Buchstabe b gilt nicht für Arzneimittel, deren Abgabe den Apotheken vorbehalten ist;

3. die Zuwendungen oder Werbegaben nur in handelsüblichem Zubehör zur Ware oder in handelsüblichen Nebenleistungen bestehen; als handelsüblich gilt insbesondere eine im Hinblick auf den Wert der Ware oder Leistung angemessene teilweise oder vollständige Erstattung oder Übernahme von Fahrtkosten für Verkehrsmittel des öffentlichen Personennahverkehrs, die im Zusammenhang mit dem Besuch des Geschäftslokals oder des Orts der Erbringung der Leistung aufgewendet werden darf;

4. die Zuwendungen oder Werbegaben in der Erteilung von Auskünften oder Ratschlägen bestehen oder

5. es sich um unentgeltlich an Verbraucherinnen und Verbraucher abzugebende Zeitschriften handelt, die nach ihrer Aufmachung und Ausgestaltung der Kundenwerbung und den Interessen der verteilenden Person dienen, durch einen entsprechenden Aufdruck auf der Titelseite diesen Zweck erkennbar machen und in ihren Herstellungskosten geringwertig sind (Kundenzeitschriften).

Werbegaben für Angehörige der Heilberufe sind unbeschadet des Satzes 1 nur dann zulässig, wenn sie zur Verwendung in der ärztlichen, tierärztlichen oder pharmazeutischen Praxis bestimmt sind. § 47 Abs. 3 des Arzneimittelgesetzes bleibt unberührt.

(2) Absatz 1 gilt nicht für Zuwendungen im Rahmen ausschließlich berufsbezogener wissenschaftlicher Veranstaltungen, sofern diese einen vertretbaren Rahmen nicht überschreiten, insbesondere in bezug auf den wissenschaftlichen Zweck der Veranstaltung von untergeordneter Bedeutung sind und sich nicht auf andere als im Gesundheitswesen tätige Personen erstrecken.

(3) Es ist unzulässig, für die Entnahme oder sonstige Beschaffung von Blut-, Plasma- oder Gewebespenden zur Herstellung von Blut- und Gewebeprodukten und anderen Produkten zur Anwendung bei Menschen mit der Zahlung einer finanziellen Zuwendung oder Aufwandsentschädigung zu werben.

§ 8

Unzulässig ist die Werbung, Arzneimittel im Wege des Teleshopping oder bestimmte Arzneimittel im Wege der Einzeleinfuhr nach § 73 Abs. 2 Nr. 6a oder § 73 Abs. 3 des Arzneimittelgesetzes zu beziehen.

§ 9

Unzulässig ist eine Werbung für die Erkennung oder Behandlung von Krankheiten, Leiden, Körperschäden oder krankhaften Beschwerden, die nicht auf eigener Wahrnehmung an dem zu behandelnden Menschen oder Tier beruht (Fernbehandlung).

§ 10

(1) Für verschreibungspflichtige Arzneimittel darf nur bei Ärzten, Zahnärzten, Tierärzten, Apothekern und Personen, die mit diesen Arzneimitteln erlaubterweise Handel treiben, geworben werden.

(2) Für Arzneimittel, die dazu bestimmt sind, bei Menschen die Schlaflosigkeit oder psychische Störungen zu beseitigen oder die Stimmungslage zu beeinflussen, darf außerhalb der Fachkreise nicht geworben werden.

§ 11

(1) Außerhalb der Fachkreise darf für Arzneimittel, Verfahren, Behandlungen, Gegenstände oder andere Mittel nicht geworben werden

1. mit Gutachten, Zeugnissen, wissenschaftlichen oder fachlichen Veröffentlichungen sowie mit Hinweisen darauf,

2. mit Angaben, daß das Arzneimittel, das Verfahren, die Behandlung, der Gegenstand oder das andere Mittel ärztlich, zahnärztlich, tierärztlich oder anderweitig fachlich empfohlen oder geprüft ist oder angewendet wird,

3. mit der Wiedergabe von Krankengeschichten sowie mit Hinweisen darauf,

4. mit der bildlichen Darstellung von Personen in der Berufskleidung oder bei der Ausübung der Tätigkeit von Angehörigen der Heilberufe, des Heilgewerbes oder des Arzneimittelhandels,

5. mit der bildlichen Darstellung

a) von Veränderungen des menschlichen Körpers oder seiner Teile durch Krankheiten, Leiden oder Körperschäden,

b) der Wirkung eines Arzneimittels, eines Verfahrens, einer Behandlung, eines Gegenstandes oder eines anderen Mittels durch vergleichende Darstellung des Körperzustandes oder des Aussehens vor und nach der Anwendung,

c) des Wirkungsvorganges eines Arzneimittels, eines Verfahrens, einer Behandlung, eines Gegenstandes oder eines anderen Mittels am menschlichen Körper oder an seinen Teilen,

6. mit fremd- oder fachsprachlichen Bezeichnungen, soweit sie nicht in den allgemeinen deutschen Sprachgebrauch eingegangen sind,

7. mit einer Werbeaussage, die geeignet ist, Angstgefühle hervorzurufen oder auszunutzen,

8. durch Werbevorträge, mit denen ein Feilbieten oder eine Entgegennahme von Anschriften verbunden ist,

9. mit Veröffentlichungen, deren Werbezweck mißverständlich oder nicht deutlich erkennbar ist,

10. mit Veröffentlichungen, die dazu anleiten, bestimmte Krankheiten, Leiden, Körperschäden oder krankhafte Beschwerden beim Menschen selbst zu erkennen und mit den in der Werbung bezeichneten Arzneimitteln, Gegenständen, Verfahren, Behandlungen oder anderen Mitteln zu behandeln, sowie mit entsprechenden Anleitungen in audiovisuellen Medien,

11. mit Äußerungen Dritter, insbesondere mit Dank-, Anerkennungs- oder Empfehlungsschreiben, oder mit Hinweisen auf solche Äußerungen,

12. mit Werbemaßnahmen, die sich ausschließlich oder überwiegend an Kinder unter 14 Jahren richten,

13. mit Preisausschreiben, Verlosungen oder anderen Verfahren, deren Ergebnis vom Zufall abhängig ist,

14. durch die Abgabe von Mustern oder Proben von Arzneimitteln oder durch Gutscheine dafür,

15. durch die nicht verlangte Abgabe von Mustern oder Proben von anderen Mitteln oder Gegenständen oder durch Gutscheine dafür.

Für Medizinprodukte gilt Satz 1 Nr. 6 bis 9, 11 und 12 entsprechend.

(2) Außerhalb der Fachkreise darf für Arzneimittel zur Anwendung bei Menschen nicht mit Angaben geworben werden, die nahe legen, dass die Wirkung des Arzneimittels einem anderen Arzneimittel oder einer anderen Behandlung entspricht oder überlegen ist.

§ 12

(1) Außerhalb der Fachkreise darf sich die Werbung für Arzneimittel und Medizinprodukte nicht auf die Erkennung, Verhütung, Beseitigung oder Linderung der in Abschnitt A der Anlage zu diesem Gesetz aufgeführten Krankheiten oder Leiden bei Menschen beziehen, die Werbung für Arzneimittel außerdem nicht auf die Erkennung, Verhütung, Beseitigung oder Linderung der in Abschnitt B dieser Anlage aufgeführten Krankheiten oder Leiden beim Tier. Abschnitt A Nr. 2 der Anlage findet keine Anwendung auf die Werbung für Medizinprodukte.

(2) Die Werbung für andere Mittel, Verfahren, Behandlungen oder Gegenstände außerhalb der Fachkreise darf sich nicht auf die Erkennung, Beseitigung oder Linderung dieser Krankheiten oder Leiden beziehen. Dies gilt nicht für die Werbung für Verfahren oder Behandlungen in Heilbädern, Kurorten und Kuranstalten.

§ 13

Die Werbung eines Unternehmens mit Sitz außerhalb des Geltungsbereichs dieses Gesetzes ist unzulässig, wenn nicht ein Unternehmen mit Sitz oder eine natürliche Person mit gewöhnlichem Aufenthalt im Geltungsbereich dieses Gesetzes oder in einem anderen Mitgliedstaat der Europäischen Gemeinschaften oder in einem anderen Vertragsstaat des Abkommens über den Europäischen Wirtschaftsraum, die nach diesem Gesetz unbeschränkt strafrechtlich verfolgt werden kann, ausdrücklich damit betraut ist, die sich aus diesem Gesetz ergebenden Pflichten zu übernehmen.

§ 14

Wer dem Verbot der irreführenden Werbung (§ 3) zuwiderhandelt, wird mit Freiheitsstrafe bis zu einem Jahr oder mit Geldstrafe bestraft.

§ 15

(1) Ordnungswidrig handelt, wer vorsätzlich oder fahrlässig

1. entgegen § 3a eine Werbung für ein Arzneimittel betreibt, das der Pflicht zur Zulassung unterliegt und das nicht nach den arzneimittelrechtlichen Vorschriften zugelassen ist oder als zugelassen gilt,

2. eine Werbung betreibt, die die nach § 4 vorgeschriebenen Angaben nicht enthält oder entgegen § 5 mit der Angabe von Anwendungsgebieten wirbt,

3. in einer nach § 6 unzulässigen Weise mit Gutachten, Zeugnissen oder Bezugnahmen auf Veröffentlichungen wirbt,

4. entgegen § 7 Abs. 1 und 3 eine mit Zuwendungen oder sonstigen Werbegaben verbundene Werbung betreibt,

4a. entgegen § 7 Abs. 1 als Angehöriger der Fachkreise eine Zuwendung oder sonstige Werbegabe annimmt,

5. entgegen § 8 eine dort genannte Werbung betreibt,

6. entgegen § 9 für eine Fernbehandlung wirbt,

7. entgegen § 10 für die dort bezeichneten Arzneimittel wirbt,

8. auf eine durch § 11 verbotene Weise außerhalb der Fachkreise wirbt,

9. entgegen § 12 eine Werbung betreibt, die sich auf die in der Anlage zu § 12 aufgeführten Krankheiten oder Leiden bezieht,

10. eine nach § 13 unzulässige Werbung betreibt.

(2) Ordnungswidrig handelt ferner, wer fahrlässig dem Verbot der irreführenden Werbung (§ 3) zuwiderhandelt.

(3) Die Ordnungswidrigkeit nach Absatz 1 kann mit einer Geldbuße bis zu fünfzigtausend Euro, die Ordnungswidrigkeit nach Absatz 2 mit einer Geldbuße bis zu zwanzigtausend Euro geahndet werden.

§ 16

Werbematerial und sonstige Gegenstände, auf die sich eine Straftat nach § 14 oder eine Ordnungswidrigkeit nach § 15 bezieht, können eingezogen werden. § 74a des Strafgesetzbuches und § 23 des Gesetzes über Ordnungswidrigkeiten sind anzuwenden.

§ 17

Das Gesetz gegen den unlauteren Wettbewerb bleibt unberührt.

§ 18

Werbematerial, das den Vorschriften des § 4 nicht entspricht, jedoch den Vorschriften des Gesetzes in der bis zum 10. September 1998 geltenden Fassung, darf noch bis zum 31. März 1999 verwendet werden.

Anlage (zu § 12)

Krankheiten und Leiden, auf die sich die Werbung gemäß § 12 nicht beziehen darf

Fundstelle des Originaltextes: BGBl. I 2005, 2599

A. Krankheiten und Leiden beim Menschen

1. Nach dem Infektionsschutzgesetz vom 20. Juli 2000 (BGBl. I S. 1045) meldepflichtige Krankheiten oder durch meldepflichtige Krankheitserreger verursachte Infektionen,

2. bösartige Neubildungen,

3. Suchtkrankheiten, ausgenommen Nikotinabhängigkeit,

4. krankhafte Komplikationen der Schwangerschaft, der Entbindung und des Wochenbetts.

B. Krankheiten und Leiden beim Tier

1. Nach der Verordnung über anzeigepflichtige Tierseuchen und der Verordnung über meldepflichtige Tierkrankheiten in ihrer jeweils geltenden Fassung anzeige- oder meldepflichtige Seuchen oder Krankheiten,

2. bösartige Neubildungen,

3. bakterielle Eutererkrankungen bei Kühen, Ziegen und Schafen,

4. Kolik bei Pferden und Rindern.

Gesetz gegen den unlauteren Wettbewerb (UWG)[4]

UWG, Ausfertigungsdatum: 03.07.2004
Stand: Zuletzt geändert durch Art. 5 G v. 21.12.2006 I 3367

Kapitel 1
Allgemeine Bestimmungen

§ 1 Zweck des Gesetzes

Dieses Gesetz dient dem Schutz der Mitbewerber, der Verbraucherinnen und der Verbraucher sowie der sonstigen Marktteilnehmer vor unlauterem Wettbewerb. Es schützt zugleich das Interesse der Allgemeinheit an einem unverfälschten Wettbewerb.

§ 2 Definitionen

(1) Im Sinne dieses Gesetzes bedeutet

1. »Wettbewerbshandlung« jede Handlung einer Person mit dem Ziel, zugunsten des eigenen oder eines fremden Unternehmens den Absatz oder den Bezug von Waren oder die Erbringung oder den Bezug von Dienstleistungen, einschließlich unbeweglicher Sachen, Rechte und Verpflichtungen zu fördern;

2. »Marktteilnehmer« neben Mitbewerbern und Verbrauchern alle Personen, die als Anbieter oder Nachfrager von Waren oder Dienstleistungen tätig sind;

3. »Mitbewerber« jeder Unternehmer, der mit einem oder mehreren Unternehmern als Anbieter oder Nachfrager von Waren oder Dienstleistungen in einem konkreten Wettbewerbsverhältnis steht;

4. »Nachricht« jede Information, die zwischen einer endlichen Zahl von Beteiligten über einen öffentlich zugänglichen elektronischen Kommunikationsdienst ausgetauscht oder weitergeleitet wird; dies schließt nicht Informationen ein, die als Teil eines Rundfunkdienstes über ein elektronisches Kommunikationsnetz an

---

4 Textnachweis ab: 8.7.2004

die Öffentlichkeit weitergeleitet werden, soweit die Informationen nicht mit dem identifizierbaren Teilnehmer oder Nutzer, der sie erhält, in Verbindung gebracht werden können.

(2) Für den Verbraucherbegriff und den Unternehmerbegriff gelten die §§ 13 und 14 des Bürgerlichen Gesetzbuchs entsprechend.

§ 3 Verbot unlauteren Wettbewerbs

Unlautere Wettbewerbshandlungen, die geeignet sind, den Wettbewerb zum Nachteil der Mitbewerber, der Verbraucher oder der sonstigen Marktteilnehmer nicht nur unerheblich zu beeinträchtigen, sind unzulässig.

§ 4 Beispiele unlauteren Wettbewerbs

Unlauter im Sinne von § 3 handelt insbesondere, wer

1. Wettbewerbshandlungen vornimmt, die geeignet sind, die Entscheidungsfreiheit der Verbraucher oder sonstiger Marktteilnehmer durch Ausübung von Druck, in menschenverachtender Weise oder durch sonstigen unangemessenen unsachlichen Einfluss zu beeinträchtigen;

2. Wettbewerbshandlungen vornimmt, die geeignet sind, die geschäftliche Unerfahrenheit insbesondere von Kindern oder Jugendlichen, die Leichtgläubigkeit, die Angst oder die Zwangslage von Verbrauchern auszunutzen;

3. den Werbecharakter von Wettbewerbshandlungen verschleiert;

4. bei Verkaufsförderungsmaßnahmen wie Preisnachlässen, Zugaben oder Geschenken die Bedingungen für ihre Inanspruchnahme nicht klar und eindeutig angibt;

5. bei Preisausschreiben oder Gewinnspielen mit Werbecharakter die Teilnahmebedingungen nicht klar und eindeutig angibt;

6. die Teilnahme von Verbrauchern an einem Preisausschreiben oder Gewinnspiel von dem Erwerb einer Ware oder der Inanspruchnahme einer Dienstleistung abhängig macht, es sei denn, das Preisausschreiben oder Gewinnspiel ist naturgemäß mit der Ware oder der Dienstleistung verbunden;

7. die Kennzeichen, Waren, Dienstleistungen, Tätigkeiten oder persönlichen oder geschäftlichen Verhältnisse eines Mitbewerbers herabsetzt oder verunglimpft;

8. über die Waren, Dienstleistungen oder das Unternehmen eines Mitbewerbers oder über den Unternehmer oder ein Mitglied der Unternehmensleitung Tatsachen behauptet oder verbreitet, die geeignet sind, den Betrieb des Unternehmens oder den Kredit des Unternehmers zu schädigen, sofern die Tatsachen nicht erweislich wahr sind; handelt es sich um vertrauliche Mitteilungen und hat der Mitteilende oder der Empfänger der Mitteilung an ihr ein berechtigtes Interesse, so ist die Handlung nur dann unlauter, wenn die Tatsachen der Wahrheit zuwider behauptet oder verbreitet wurden;

9. Waren oder Dienstleistungen anbietet, die eine Nachahmung der Waren oder Dienstleistungen eines Mitbewerbers sind, wenn er

a) eine vermeidbare Täuschung der Abnehmer über die betriebliche Herkunft herbeiführt,

b) die Wertschätzung der nachgeahmten Ware oder Dienstleistung unangemessen ausnutzt oder beeinträchtigt oder

c) die für die Nachahmung erforderlichen Kenntnisse oder Unterlagen unredlich erlangt hat;

10. Mitbewerber gezielt behindert;

11. einer gesetzlichen Vorschrift zuwiderhandelt, die auch dazu bestimmt ist, im Interesse der Marktteilnehmer das Marktverhalten zu regeln.

§ 5 Irreführende Werbung

(1) Unlauter im Sinne von § 3 handelt, wer irreführend wirbt.

(2) Bei der Beurteilung der Frage, ob eine Werbung irreführend ist, sind alle ihre Bestandteile zu berücksichtigen, insbesondere in ihr enthaltene Angaben über

1. die Merkmale der Waren oder Dienstleistungen wie Verfügbarkeit, Art, Ausführung, Zusammensetzung, Verfahren und Zeitpunkt der Herstellung oder Erbringung, die Zwecktauglichkeit, Verwendungsmöglichkeit, Menge, Beschaffenheit, die geographische oder betriebliche Herkunft oder die von der Verwendung zu erwartenden Ergebnisse oder die Ergebnisse und wesentlichen Bestandteile von Tests der Waren oder Dienstleistungen;

2. den Anlass des Verkaufs und den Preis oder die Art und Weise, in der er berechnet wird, und die Bedingungen, unter denen die Waren geliefert oder die Dienstleistungen erbracht werden;

3. die geschäftlichen Verhältnisse, insbesondere die Art, die Eigenschaften und die Rechte des Werbenden, wie seine Identität und sein Vermögen, seine geistigen Eigentumsrechte, seine Befähigung oder seine Auszeichnungen oder Ehrungen. Bei der Beurteilung, ob das Verschweigen einer Tatsache irreführend ist, sind insbesondere deren Bedeutung für die Entscheidung zum Vertragsschluss nach der Verkehrsauffassung sowie die Eignung des Verschweigens zur Beeinflussung der Entscheidung zu berücksichtigen.

(3) Angaben im Sinne von Absatz 2 sind auch Angaben im Rahmen vergleichender Werbung sowie bildliche Darstellungen und sonstige Veranstaltungen, die darauf zielen und geeignet sind, solche Angaben zu ersetzen.

(4) Es wird vermutet, dass es irreführend ist, mit der Herabsetzung eines Preises zu werben, sofern der Preis nur für eine unangemessen kurze Zeit gefordert worden ist. Ist streitig, ob und in welchem Zeitraum der Preis gefordert worden ist, so trifft die Beweislast denjenigen, der mit der Preisherabsetzung geworben hat.

(5) Es ist irreführend, für eine Ware zu werben, die unter Berücksichtigung der Art der Ware sowie der Gestaltung und Verbreitung der Werbung nicht in angemessener Menge zur Befriedigung der zu erwartenden Nachfrage vorgehalten ist. Angemessen ist im Regelfall ein Vorrat für zwei Tage, es sei denn, der Unternehmer weist Gründe nach, die eine geringere Bevorratung rechtfertigen. Satz 1 gilt entsprechend für die Werbung für eine Dienstleistung.

§ 6 Vergleichende Werbung

(1) Vergleichende Werbung ist jede Werbung, die unmittelbar oder mittelbar einen Mitbewerber oder die von einem Mitbewerber angebotenen Waren oder Dienstleistungen erkennbar macht.

(2) Unlauter im Sinne von § 3 handelt, wer vergleichend wirbt, wenn der Vergleich

1. sich nicht auf Waren oder Dienstleistungen für den gleichen Bedarf oder dieselbe Zweckbestimmung bezieht,

2. nicht objektiv auf eine oder mehrere wesentliche, relevante, nachprüfbare und typische Eigenschaften oder den Preis dieser Waren oder Dienstleistungen bezogen ist,

3. im geschäftlichen Verkehr zu Verwechslungen zwischen dem Werbenden und einem Mitbewerber oder zwischen den von diesen angebotenen Waren oder Dienstleistungen oder den von ihnen verwendeten Kennzeichen führt,

4. die Wertschätzung des von einem Mitbewerber verwendeten Kennzeichens in unlauterer Weise ausnutzt oder beeinträchtigt,

5. die Waren, Dienstleistungen, Tätigkeiten oder persönlichen oder geschäftlichen Verhältnisse eines Mitbewerbers herabsetzt oder verunglimpft oder

6. eine Ware oder Dienstleistung als Imitation oder Nachahmung einer unter einem geschützten Kennzeichen vertriebenen Ware oder Dienstleistung darstellt.

(3) Bezieht sich der Vergleich auf ein Angebot mit einem besonderen Preis oder anderen besonderen Bedingungen, so sind der Zeitpunkt des Endes des Angebots und, wenn dieses noch nicht gilt, der Zeitpunkt des Beginns des Angebots eindeutig anzugeben. Gilt das Angebot nur so lange, wie die Waren oder Dienstleistungen verfügbar sind, so ist darauf hinzuweisen.

§ 7 Unzumutbare Belästigungen

(1) Unlauter im Sinne von § 3 handelt, wer einen Marktteilnehmer in unzumutbarer Weise belästigt.

(2) Eine unzumutbare Belästigung ist insbesondere anzunehmen

1. bei einer Werbung, obwohl erkennbar ist, dass der Empfänger diese Werbung nicht wünscht;

2. bei einer Werbung mit Telefonanrufen gegenüber Verbrauchern ohne deren Einwilligung oder gegenüber sonstigen Marktteilnehmern ohne deren zumindest mutmaßliche Einwilligung;

3. bei einer Werbung unter Verwendung von automatischen Anrufmaschinen, Faxgeräten oder elektronischer Post, ohne dass eine Einwilligung der Adressaten vorliegt;

4. bei einer Werbung mit Nachrichten, bei der die Identität des Absenders, in dessen Auftrag die Nachricht übermittelt wird, verschleiert oder verheimlicht wird oder bei der keine gültige Adresse vorhanden ist, an die der Empfänger eine Aufforderung zur Einstellung solcher Nachrichten richten kann, ohne dass hierfür andere als die Übermittlungskosten nach den Basistarifen entstehen.

(3) Abweichend von Absatz 2 Nr. 3 ist eine unzumutbare Belästigung bei einer Werbung unter Verwendung elektronischer Post nicht anzunehmen, wenn 1. ein Unternehmer im Zusammenhang mit dem Verkauf einer Ware oder Dienstleistung von dem Kunden dessen elektronische Postadresse erhalten hat,

2. der Unternehmer die Adresse zur Direktwerbung für eigene ähnliche Waren oder Dienstleistungen verwendet,

3. der Kunde der Verwendung nicht widersprochen hat und

4. der Kunde bei Erhebung der Adresse und bei jeder Verwendung klar und deutlich darauf hingewiesen wird, dass er der Verwendung jederzeit widersprechen kann, ohne dass hierfür andere als die Übermittlungskosten nach den Basistarifen entstehen.

Kapitel 2
Rechtsfolgen

§ 8 Beseitigung und Unterlassung

(1) Wer dem § 3 zuwiderhandelt, kann auf Beseitigung und bei Wiederholungsgefahr auf Unterlassung in Anspruch genommen werden. Der Anspruch auf Unterlassung besteht bereits dann, wenn eine Zuwiderhandlung droht.

(2) Werden die Zuwiderhandlungen in einem Unternehmen von einem Mitarbeiter oder Beauftragten begangen, so sind der Unterlassungsanspruch und der Beseitigungsanspruch auch gegen den Inhaber des Unternehmens begründet.

(3) Die Ansprüche aus Absatz 1 stehen zu:

1. jedem Mitbewerber;

2. rechtsfähigen Verbänden zur Förderung gewerblicher oder selbständiger beruflicher Interessen, soweit ihnen eine erhebliche Zahl von Unternehmern angehört,

die Waren oder Dienstleistungen gleicher oder verwandter Art auf demselben Markt vertreiben, soweit sie insbesondere nach ihrer personellen, sachlichen und finanziellen Ausstattung imstande sind, ihre satzungsmäßigen Aufgaben der Verfolgung gewerblicher oder selbständiger beruflicher Interessen tatsächlich wahrzunehmen und soweit die Zuwiderhandlung die Interessen ihrer Mitglieder berührt;

3. qualifizierten Einrichtungen, die nachweisen, dass sie in die Liste qualifizierter Einrichtungen nach § 4 des Unterlassungsklagengesetzes oder in dem Verzeichnis der Kommission der Europäischen Gemeinschaften nach Artikel 4 der Richtlinie 98/27/EG des Europäischen Parlaments und des Rates vom 19. Mai 1998 über Unterlassungsklagen zum Schutz der Verbraucherinteressen (ABl. EG Nr. L 166 S. 51) eingetragen sind;

4. den Industrie- und Handelskammern oder den Handwerkskammern.

(4) Die Geltendmachung der in Absatz 1 bezeichneten Ansprüche ist unzulässig, wenn sie unter Berücksichtigung der gesamten Umstände missbräuchlich ist, insbesondere wenn sie vorwiegend dazu dient, gegen den Zuwiderhandelnden einen Anspruch auf Ersatz von Aufwendungen oder Kosten der Rechtsverfolgung entstehen zu lassen.

(5) § 13 des Unterlassungsklagengesetzes und die darin enthaltene Verordnungsermächtigung gelten mit der Maßgabe entsprechend, dass an die Stelle der Klageberechtigten nach § 3 Abs. 1 Nr. 1 und 3 des Unterlassungsklagengesetzes die gemäß § 8 Abs. 3 Nr. 3 und 4 zur Geltendmachung eines Unterlassungsanspruchs Berechtigten, an die Stelle der Klageberechtigten nach § 3 Abs. 1 Nr. 2 des Unterlassungsklagengesetzes die gemäß § 8 Abs. 3 Nr. 2 zur Geltendmachung eines Unterlassungsanspruchs Berechtigten und an die Stelle der in den §§ 1 und 2 des Unterlassungsklagengesetzes geregelten Unterlassungsansprüche die in § 8 bestimmten Unterlassungsansprüche treten. Im Übrigen findet das Unterlassungsklagengesetz keine Anwendung, es sei denn, es liegt ein Fall des § 4a des Unterlassungsklagengesetzes vor.

§ 9 Schadensersatz

Wer dem § 3 vorsätzlich oder fahrlässig zuwiderhandelt, ist den Mitbewerbern zum Ersatz des daraus entstehenden Schadens verpflichtet. Gegen verantwortliche Personen von periodischen Druckschriften kann der Anspruch auf Schadensersatz nur bei einer vorsätzlichen Zuwiderhandlung geltend gemacht werden.

§ 10 Gewinnabschöpfung

(1) Wer dem § 3 vorsätzlich zuwiderhandelt und hierdurch zu Lasten einer Vielzahl von Abnehmern einen Gewinn erzielt, kann von den gemäß § 8 Abs. 3 Nr. 2 bis 4 zur Geltendmachung eines Unterlassungsanspruchs Berechtigten auf Herausgabe dieses Gewinns an den Bundeshaushalt in Anspruch genommen werden.

(2) Auf den Gewinn sind die Leistungen anzurechnen, die der Schuldner auf Grund der Zuwiderhandlung an Dritte oder an den Staat erbracht hat. Soweit der Schuldner solche Leistungen erst nach Erfüllung des Anspruchs nach Absatz 1 erbracht hat, erstattet die zuständige Stelle des Bundes dem Schuldner den abgeführten Gewinn in Höhe der nachgewiesenen Zahlungen zurück.

(3) Beanspruchen mehrere Gläubiger den Gewinn, so gelten die §§ 428 bis 430 des Bürgerlichen Gesetzbuchs entsprechend.

(4) Die Gläubiger haben der zuständigen Stelle des Bundes über die Geltendmachung von Ansprüchen nach Absatz 1 Auskunft zu erteilen. Sie können von der zuständigen Stelle des Bundes Erstattung der für die Geltendmachung des Anspruchs erforderlichen Aufwendungen verlangen, soweit sie vom Schuldner keinen Ausgleich erlangen können.

Der Erstattungsanspruch ist auf die Höhe des an den Bundeshaushalt abgeführten Gewinns beschränkt.

(5) Zuständige Stelle im Sinn der Absätze 2 und 4 ist das Bundesamt für Justiz.

§ 11 Verjährung

(1) Die Ansprüche aus den §§ 8, 9 und 12 Abs. 1 Satz 2 verjähren in sechs Monaten.

(2) Die Verjährungsfrist beginnt, wenn

1. der Anspruch entstanden ist und

2. der Gläubiger von den den Anspruch begründenden Umständen und der Person des Schuldners Kenntnis erlangt oder ohne grobe Fahrlässigkeit erlangen müsste.

(3) Schadensersatzansprüche verjähren ohne Rücksicht auf die Kenntnis oder grob fahrlässige Unkenntnis in zehn Jahren von ihrer Entstehung, spätestens in 30 Jahren von der den Schaden auslösenden Handlung an.

(4) Andere Ansprüche verjähren ohne Rücksicht auf die Kenntnis oder grob fahrlässige Unkenntnis in drei Jahren von der Entstehung an.

Kapitel 3
Verfahrensvorschriften

§ 12 Anspruchsdurchsetzung, Veröffentlichungsbefugnis, Streitwertminderung

(1) Die zur Geltendmachung eines Unterlassungsanspruchs Berechtigten sollen den Schuldner vor der Einleitung eines gerichtlichen Verfahrens abmahnen und ihm Gelegenheit geben, den Streit durch Abgabe einer mit einer angemessenen Vertragsstrafe bewehrten Unterlassungsverpflichtung beizulegen. Soweit die Abmahnung berechtigt ist, kann der Ersatz der erforderlichen Aufwendungen verlangt werden.

(2) Zur Sicherung der in diesem Gesetz bezeichneten Ansprüche auf Unterlassung können einstweilige Verfügungen auch ohne die Darlegung und Glaubhaftmachung der in den §§ 935 und 940 der Zivilprozessordnung bezeichneten Voraussetzungen erlassen werden.

(3) Ist auf Grund dieses Gesetzes Klage auf Unterlassung erhoben worden, so kann das Gericht der obsiegenden Partei die Befugnis zusprechen, das Urteil auf Kosten der unterliegenden Partei öffentlich bekannt zu machen, wenn sie ein berechtigtes Interesse dartut. Art und Umfang der Bekanntmachung werden im Urteil bestimmt. Die Befugnis erlischt, wenn von ihr nicht innerhalb von drei Monaten nach Eintritt der Rechtskraft Gebrauch gemacht worden ist. Der Ausspruch nach Satz 1 ist nicht vorläufig vollstreckbar.

(4) Bei der Bemessung des Streitwerts für Ansprüche nach § 8 Abs. 1 ist es wertmindernd zu berücksichtigen, wenn die Sache nach Art und Umfang einfach gelagert ist oder wenn die Belastung einer der Parteien mit den Prozesskosten nach dem vollen Streitwert angesichts ihrer Vermögens- und Einkommensverhältnisse nicht tragbar erscheint.

§ 13 Sachliche Zuständigkeit

(1) Für alle bürgerlichen Rechtsstreitigkeiten, mit denen ein Anspruch auf Grund dieses Gesetzes geltend gemacht wird, sind die Landgerichte ausschließlich zuständig. Es gilt § 95 Abs. 1 Nr. 5 des Gerichtsverfassungsgesetzes.

(2) Die Landesregierungen werden ermächtigt, durch Rechtsverordnung für die Bezirke mehrerer Landgerichte eines von ihnen als Gericht für Wettbewerbsstreitsachen zu bestimmen, wenn dies der Rechtspflege in Wettbewerbsstreitsachen, insbesondere der Sicherung einer einheitlichen Rechtsprechung, dienlich ist. Die Landesregierungen können die Ermächtigung auf die Landesjustizverwaltungen übertragen.

§ 14 Örtliche Zuständigkeit

(1) Für Klagen auf Grund dieses Gesetzes ist das Gericht zuständig, in dessen Bezirk der Beklagte seine gewerbliche oder selbständige berufliche Niederlassung oder in Ermangelung einer solchen seinen Wohnsitz hat. Hat der Beklagte auch keinen Wohnsitz, so ist sein inländischer Aufenthaltsort maßgeblich.

(2) Für Klagen auf Grund dieses Gesetzes ist außerdem nur das Gericht zuständig, in dessen Bezirk die Handlung begangen ist. Satz 1 gilt für Klagen, die von den nach § 8 Abs. 3 Nr. 2 bis 4 zur Geltendmachung eines Unterlassungsanspruchs Berechtigten erhoben werden, nur dann, wenn der Beklagte im Inland weder eine gewerbliche oder selbständige berufliche Niederlassung noch einen Wohnsitz hat.

§ 15 Einigungsstellen

(1) Die Landesregierungen errichten bei Industrie- und Handelskammern Einigungsstellen zur Beilegung von bürgerlichen Rechtsstreitigkeiten, in denen ein Anspruch auf Grund dieses Gesetzes geltend gemacht wird (Einigungsstellen).

(2) Die Einigungsstellen sind mit einer vorsitzenden Person, die die Befähigung zum Richteramt nach dem Deutschen Richtergesetz hat, und beisitzenden Personen zu besetzen.

Als beisitzende Personen werden im Falle einer Anrufung durch eine nach § 8 Abs. 3 Nr. 3 zur Geltendmachung eines Unterlassungsanspruchs berechtigte qualifizierte Einrichtung Unternehmer und Verbraucher in gleicher Anzahl tätig, sonst mindes-

tens zwei sachverständige Unternehmer. Die vorsitzende Person soll auf dem Gebiet des Wettbewerbsrechts erfahren sein. Die beisitzenden Personen werden von
der vorsitzenden Person für den jeweiligen Streitfall aus einer alljährlich für das
Kalenderjahr aufzustellenden Liste berufen. Die Berufung soll im Einvernehmen mit
den Parteien erfolgen. Für die Ausschließung und Ablehnung von Mitgliedern der
Einigungsstelle sind die §§ 41 bis 43 und § 44 Abs. 2 bis 4 der Zivilprozessordnung
entsprechend anzuwenden. Über das Ablehnungsgesuch entscheidet das für den
Sitz der Einigungsstelle zuständige Landgericht (Kammer für Handelssachen oder,
falls es an einer solchen fehlt, Zivilkammer).

(3) Die Einigungsstellen können bei bürgerlichen Rechtsstreitigkeiten, in denen ein
Anspruch auf Grund dieses Gesetzes geltend gemacht wird, angerufen werden,
wenn der Gegner zustimmt. Soweit die Wettbewerbshandlungen Verbraucher betreffen, können die Einigungsstellen von jeder Partei zu einer Aussprache mit dem
Gegner über den Streitfall angerufen werden; einer Zustimmung des Gegners bedarf es nicht.

(4) Für die Zuständigkeit der Einigungsstellen ist § 14 entsprechend anzuwenden.

(5) Die der Einigungsstelle vorsitzende Person kann das persönliche Erscheinen der
Parteien anordnen. Gegen eine unentschuldigt ausbleibende Partei kann die Eini-
gungsstelle ein Ordnungsgeld festsetzen. Gegen die Anordnung des persönlichen
Erscheinens und gegen die Festsetzung des Ordnungsgeldes findet die sofortige
Beschwerde nach den Vorschriften der Zivilprozessordnung an das für den Sitz der
Einigungsstelle zuständige Landgericht (Kammer für Handelssachen oder, falls es
an einer solchen fehlt, Zivilkammer) statt.

(6) Die Einigungsstelle hat einen gütlichen Ausgleich anzustreben. Sie kann den Parteien einen schriftlichen, mit Gründen versehenen Einigungsvorschlag machen. Der
Einigungsvorschlag und seine Begründung dürfen nur mit Zustimmung der Parteien
veröffentlicht werden.

(7) Kommt ein Vergleich zustande, so muss er in einem besonderen Schriftstück
niedergelegt und unter Angabe des Tages seines Zustandekommens von den Mitgliedern der Einigungsstelle, welche in der Verhandlung mitgewirkt haben, sowie
von den Parteien unterschrieben werden. Aus einem vor der Einigungsstelle ge-

schlossenen Vergleich findet die Zwangsvollstreckung statt; § 797a der Zivilprozessordnung ist entsprechend anzuwenden.

(8) Die Einigungsstelle kann, wenn sie den geltend gemachten Anspruch von vornherein für unbegründet oder sich selbst für unzuständig erachtet, die Einleitung von Einigungsverhandlungen ablehnen.

(9) Durch die Anrufung der Einigungsstelle wird die Verjährung in gleicher Weise wie durch Klageerhebung gehemmt. Kommt ein Vergleich nicht zustande, so ist der Zeitpunkt, zu dem das Verfahren beendet ist, von der Einigungsstelle festzustellen. Die vorsitzende Person hat dies den Parteien mitzuteilen.

(10) Ist ein Rechtsstreit der in Absatz 3 Satz 2 bezeichneten Art ohne vorherige Anrufung der Einigungsstelle anhängig gemacht worden, so kann das Gericht auf Antrag den Parteien unter Anberaumung eines neuen Termins aufgeben, vor diesem Termin die Einigungsstelle zur Herbeiführung eines gütlichen Ausgleichs anzurufen. In dem Verfahren über den Antrag auf Erlass einer einstweiligen Verfügung ist diese Anordnung nur zulässig, wenn der Gegner zustimmt. Absatz 8 ist nicht anzuwenden. Ist ein Verfahren vor der Einigungsstelle anhängig, so ist eine erst nach Anrufung der Einigungsstelle erhobene Klage des Antragsgegners auf Feststellung, dass der geltend gemachte Anspruch nicht bestehe, nicht zulässig.

(11) Die Landesregierungen werden ermächtigt, durch Rechtsverordnung die zur Durchführung der vorstehenden Bestimmungen und zur Regelung des Verfahrens vor den Einigungsstellen erforderlichen Vorschriften zu erlassen, insbesondere über die Aufsicht über die Einigungsstellen, über ihre Besetzung unter angemessener Beteiligung der nicht den Industrie- und Handelskammern angehörenden Unternehmern (§ 2 Abs. 2 bis 6 des Gesetzes zur vorläufigen Regelung des Rechts der Industrie- und Handelskammern in der im Bundesgesetzblatt Teil III, Gliederungsnummer 701-1, veröffentlichten bereinigten Fassung) und über die Vollstreckung von Ordnungsgeldern sowie Bestimmungen über die Erhebung von Auslagen durch die Einigungsstelle zu treffen. Bei der Besetzung der Einigungsstellen sind die Vorschläge der für ein Bundesland errichteten, mit öffentlichen Mitteln geförderten Verbraucherzentralen zur Bestimmung der in Absatz 2 Satz 2 genannten Verbraucher zu berücksichtigen.

(12) Abweichend von Absatz 2 Satz 1 kann in den Ländern Brandenburg, Meck-

lenburg-Vorpommern, Sachsen, Sachsen-Anhalt und Thüringen die Einigungsstelle auch mit einem Rechtskundigen als Vorsitzendem besetzt werden, der die Befähigung zum Berufsrichter nach dem Recht der Deutschen Demokratischen Republik erworben hat.

Kapitel 4
Strafvorschriften

§ 16 Strafbare Werbung

(1) Wer in der Absicht, den Anschein eines besonders günstigen Angebots hervorzurufen, in öffentlichen Bekanntmachungen oder in Mitteilungen, die für einen größeren Kreis von Personen bestimmt sind, durch unwahre Angaben irreführend wirbt, wird mit Freiheitsstrafe bis zu zwei Jahren oder mit Geldstrafe bestraft.

(2) Wer es im geschäftlichen Verkehr unternimmt, Verbraucher zur Abnahme von Waren, Dienstleistungen oder Rechten durch das Versprechen zu veranlassen, sie würden entweder vom Veranstalter selbst oder von einem Dritten besondere Vorteile erlangen, wenn sie andere zum Abschluss gleichartiger Geschäfte veranlassen, die ihrerseits nach der Art dieser Werbung derartige Vorteile für eine entsprechende Werbung weiterer Abnehmer erlangen sollen, wird mit Freiheitsstrafe bis zu zwei Jahren oder mit Geldstrafe bestraft.

§ 17 Verrat von Geschäfts- und Betriebsgeheimnissen

(1) Wer als eine bei einem Unternehmen beschäftigte Person ein Geschäfts- oder Betriebsgeheimnis, das ihr im Rahmen des Dienstverhältnisses anvertraut worden oder zugänglich geworden ist, während der Geltungsdauer des Dienstverhältnisses unbefugt an jemand zu Zwecken des Wettbewerbs, aus Eigennutz, zugunsten eines Dritten oder in der Absicht, dem Inhaber des Unternehmens Schaden zuzufügen, mitteilt, wird mit Freiheitsstrafe bis zu drei Jahren oder mit Geldstrafe bestraft.

(2) Ebenso wird bestraft, wer zu Zwecken des Wettbewerbs, aus Eigennutz, zugunsten eines Dritten oder in der Absicht, dem Inhaber des Unternehmens Schaden zuzufügen,

1. sich ein Geschäfts- oder Betriebsgeheimnis durch

a) Anwendung technischer Mittel,

b) Herstellung einer verkörperten Wiedergabe des Geheimnisses oder

c) Wegnahme einer Sache, in der das Geheimnis verkörpert ist, unbefugt verschafft oder sichert oder

2. ein Geschäfts- oder Betriebsgeheimnis, das er durch eine der in Absatz 1 bezeichneten Mitteilungen oder durch eine eigene oder fremde Handlung nach Nummer 1 erlangt oder sich sonst unbefugt verschafft oder gesichert hat, unbefugt verwertet oder jemandem mitteilt.

(3) Der Versuch ist strafbar.

(4) In besonders schweren Fällen ist die Strafe Freiheitsstrafe bis zu fünf Jahren oder Geldstrafe. Ein besonders schwerer Fall liegt in der Regel vor, wenn der Täter

1. gewerbsmäßig handelt,

2. bei der Mitteilung weiß, dass das Geheimnis im Ausland verwertet werden soll, oder

3. eine Verwertung nach Absatz 2 Nr. 2 im Ausland selbst vornimmt.

(5) Die Tat wird nur auf Antrag verfolgt, es sei denn, dass die Strafverfolgungsbehörde wegen des besonderen öffentlichen Interesses an der Strafverfolgung ein Einschreiten von Amts wegen für geboten hält.

(6) § 5 Nr. 7 des Strafgesetzbuches gilt entsprechend.

§ 18 Verwertung von Vorlagen

(1) Wer die ihm im geschäftlichen Verkehr anvertrauten Vorlagen oder Vorschriften technischer Art, insbesondere Zeichnungen, Modelle, Schablonen, Schnitte, Rezepte, zu Zwecken des Wettbewerbs oder aus Eigennutz unbefugt verwertet oder jemandem mitteilt, wird mit Freiheitsstrafe bis zu zwei Jahren oder mit Geldstrafe bestraft.

(2) Der Versuch ist strafbar.

(3) Die Tat wird nur auf Antrag verfolgt, es sei denn, dass die Strafverfolgungsbehörde wegen des besonderen öffentlichen Interesses an der Strafverfolgung ein Einschreiten von Amts wegen für geboten hält.

(4) § 5 Nr. 7 des Strafgesetzbuches gilt entsprechend.

§ 19 Verleiten und Erbieten zum Verrat

(1) Wer zu Zwecken des Wettbewerbs oder aus Eigennutz jemanden zu bestimmen versucht, eine Straftat nach § 17 oder § 18 zu begehen oder zu einer solchen Straftat anzustiften, wird mit Freiheitsstrafe bis zu zwei Jahren oder mit Geldstrafe bestraft.

(2) Ebenso wird bestraft, wer zu Zwecken des Wettbewerbs oder aus Eigennutz sich bereit erklärt oder das Erbieten eines anderen annimmt oder mit einem anderen verabredet, eine Straftat nach § 17 oder § 18 zu begehen oder zu ihr anzustiften.

(3) § 31 des Strafgesetzbuches gilt entsprechend.

(4) Die Tat wird nur auf Antrag verfolgt, es sei denn, dass die Strafverfolgungsbehörde wegen des besonderen öffentlichen Interesses an der Strafverfolgung ein Einschreiten von Amts wegen für geboten hält.

(5) § 5 Nr. 7 des Strafgesetzbuches gilt entsprechend.

Quellennachweise

1 Bundesverfassungsgericht – 1 BvR 1226/06.

2 Vgl. ebenda

3 Vgl. Dachverband Geistiges Heilen e. V.: Broschüre »Information & Service«. Heidelberg: 2008, S.8ff.

4 Firgau, Dr. jur. Bernhard: Rechtshandbuch für Heiler. Rechtsratgeber für Geistheiler. Heidelberg: 2001 (nicht mehr gebräuchlich/nicht erhältlich).

5 Dachverband Geistiges Heilen e. V.: Kompendium – Basiswissen für Heilerinnen und Heiler. Heidelberg: 2008, Seite 8ff. bzw. www.dgh-ev.de.

6 Wahrig Deutsches Wörterbuch. München: 2006, S.1089.

7 Wahrig Deutsches Wörterbuch. München: 2006, S.1650.

Hinweis auf Seminare der Autoren

Beratungsleistungen, Coachings und Veranstaltungen

Verona Gerasch und Thomas Hanke

Nun ist es das Eine, ein Buch zu lesen – etwas anderes ist es oft, das Gelesene den eigenen Bedürfnissen und Erfordernissen entsprechend im Alltag umzusetzen.

Deshalb gestalten beide Autoren seit Jahren deutschlandweit erfolgreich Workshops und Vorträge rund um den hier im Buch aufgezeichneten Themenkreis – von Existenzgründung und Existenzsicherung bis hin zu Möglichkeiten seriöser Öffentlichkeitsarbeit.

Gerade die Workshops bieten den Teilnehmenden eine Vielzahl nützlicher Tipps und Erfahrungen, die Arbeit mit Checklisten, sowie Möglichkeit zum Erfahrungs- und Meinungsaustausch.

Mehr Spielraum, um ganz intensiv und individuell auf Fragen und Probleme einzugehen, bieten die Beratungsdienstleistungen und Coachings der beiden Autoren.

Informationen zu Beratungsdienstleistungen, Coachings und Veranstaltungsangeboten, sowie Möglichkeiten des Kontaktes finden Sie jeweils aktuell auf den Internetseiten von Verona Gerasch und Thomas Hanke:

www.verona-gerasch.de und www.manracon.de

Literaturempfehlungen

Bannenberg, Thomas: Leitfaden für freie beratende, lehrende und therapeutische Berufe in Deutschland. Hamburg: 2005.

Kardec, Allan: Buch der Medien. Das Buch der spiritistischen Lehre. Darmstadt: 2004.

Schicke, Harald: Die Praxiseröffnung: Wege zu einer erfolgreichen Heilpraktikerpraxis. Hetzwege: 2001.

Dumont, Monika; Schüller, Anne M.: Die erfolgreiche Arztpraxis: Patientenorientierung – Mitarbeiterführung – Marketing. Berlin: 2006.

Sichtermann, Marie: Heilkunde, Therapie und Selbstständigkeit. München: 2007.

Torbrügge, Birgitt: Teilzeitselbständigkeit: das Handbuch für die Kleinunternehmerin. München: 2004.

Vormwald Kristina: Marketing für Heilpraktiker. Erfolgreiche Praxisführung. Stuttgart: 2009.

Wagner, Carmen: Erfolgreiche Existenzgründung in alternativen Gesundheitsberufen. München: 2004.

Kontaktadressen

Dachverband Geistiges Heilen e. V. (DGH)
Steigerweg 55
69115 Heidelberg
Telefon: 06221/16 96 06 (Mo–Fr 11-14^{00})
www.dgh-ev.de
info@dgh-ev.de

Deutsche Gesellschaft für Alternative
Medizin (DGAM) – Dachverband für
Heilkunst und Gesundheitskultur
Großer Garten 4
30938 Burgwedel
www.dgam.de
info@dgam.de

Berufsverband Deutscher
Hypnosetherapeuten e. V.
Augustaanlage 53
68165 Mannheim
Telefon: + 49 (0)621/423 69 17
www.hypnoseverband.com
kontakt@hypnoseverband.com

Hypnose-Verband Deutschland
Eppendorfer Landstraße 33
20249 Hamburg
Telefon: 040/43 18 04 15
www.hypnose-verband.de
info@hypnose-verband.de

Geschäftsstelle der Deutschen Gesell-
schaft für Hypnose und Hypnotherapie
e. V. (DGH)
Druffels Weg 3
48653 Coesfeld
Telefon: 0 25 41/88 07 60
DGH-Geschaeftsstelle@t-online.de
www.hypnose-dgh.de

Die Deutschen Heilpraktikerverbände
(DDH)
Maarweg 10
53123 Bonn
Telefon: 0228/96 28 99 00
www.ddh-online.de
info@ddh-online.de

Vereine geistiges Heilen und Komple-
mentärmedizin:

Allan Kardec Studien- und Arbeitsgruppe
(ALKASTAR) e. V.
Robert-Schuman-Ring 27
65830 Kriftel
www.alkastar.de

BMSI – Body-Mind-Spirit International e. V.
Kahngasse 6
A-8010 Graz
www.bmsi.de

Europäische Calligaris-Akademie e. V.
Pillnitzer Landstr.25
01326 Dresden.
www.paranormal.de/calligaris

White Eagle Centre Deutschland e. V.
Schraystr.2
82110 Germering.
www.whiteeagle.de

Neun-Welten e. V.
Niendorfer Weg 11
22453 Hamburg
www.neun-welten.de

Zentrum für Geistige Heilweisen
Lerchengasse 15/5
A-1080 Wien.

*GANIMED Förderkreis Ganzheit
in der Medizin*
Hauptstr. 33
69117 Heidelberg.
www.ganimedheidelberg.de

Ngakpa e. V.
Schillerstraße 3
77933 Lahr
www.tibet-lahr.de

PRANA Germany e. V.
Sollner Str. 71
81479 München
www.prana-heilung.de

Schweizerische Parapsychologische Gesellschaft (SPG)
Tannenstr. 1
CH 9000 St. Gallen.
www.psi-online.ch/de/spg

Reiki Aliance Deutschland e. V.
Kohlstraße 11
80469 München
www.Reiki-Alliance-Deutschland.de

*Schweizerische Vereinigung für
Parapsychologie (SVPP)*
Brückfeldstrasse 19
CH-3012 Bern.
www.svpp.ch

*Verein zur Förderung von
Körper, Geist und Seele*
Ausseerstr. 61
A-8940 Liezen.
www.naturheilung.at

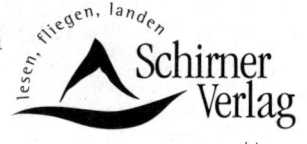

Weitere Titel im Schirner Verlag

www.schirner.com

Henry Krotoschin

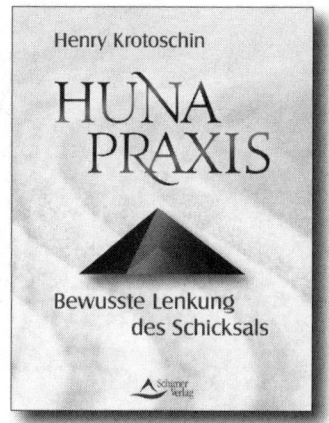

HUNA PRAXIS

Bewusste Lenkung des Schicksals

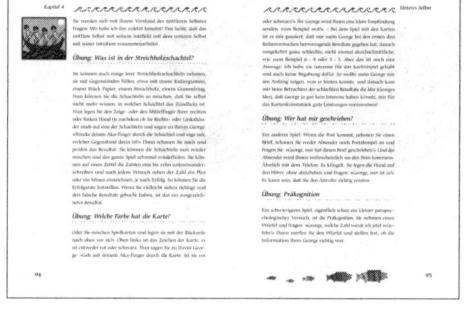

240 S., Paperback,
mit s/w-Abbildungen
ISBN 978-3-89767-860-6

Henry Krotoschin
Huna-Praxis
Bewußte Lenkung des Schicksals

Allen Menschen, die ihr Leben mithilfe von ganz neuen Kraftquellen aktiv gestalten und in ihrer inneren Entwicklung ungeahnte Fortschritte machen wollen, zeigt dieses Buch einen einfachen Weg. HUNA ist ein uraltes psychologisch-magisches System, das erst im 20. Jahrhundert entdeckt beziehungsweise wiederentdeckt wurde, denn der Ursprung dieser alten Lehre liegt im Gebiet des heutigen Israel. Der Autor, ein autorisierter HUNA-Lehrer, hat die Grundlagen und die praktische Anwendung dieses Systems für den Alltag des modernen Menschen nachvollziehbar und anwendbar gemacht. Der Leser findet in diesem Buch die reine, unverfälschte HUNA-Lehre, ergänzt durch die Erkenntnisse und Erfahrungen des Autors. Wer HUNA nach dieser Anleitung lebt, ist fähig, sich und anderen wirksam zu helfen, schöpferisch sein Leben zu gestalten und eine enorme spirituelle Reife zu erlangen.

Die neue Gesundheits-Reihe im Schirner Verlag!

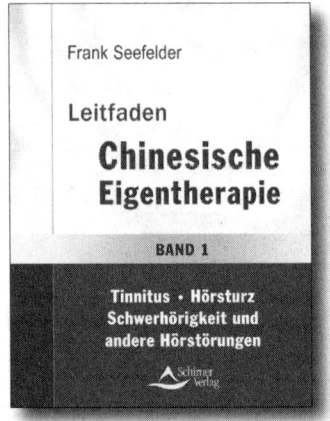

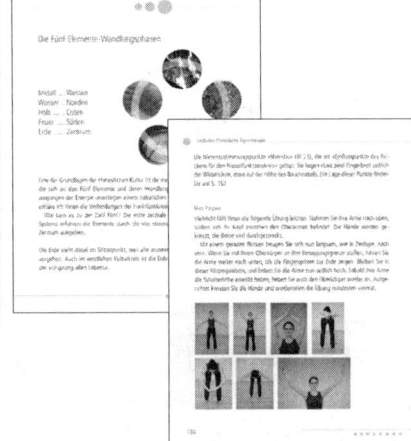

208 S., Paperback,
durchgängig farbig bebildert
ISBN 978-3-89767-379-3

Frank Seefelder
Leitfaden Chinesische Eigentherapie. Band1
Tinnitus • Hörsturz • Schwerhörigkeit und andere Hörstörungen

Die psychosomatischen Komponenten der Volkskrankheit Tinnitus stehen im Mittelpunkt der verschiedenen Angebote zur Sebstbehandlung, die in diesem Buch kompetent und leicht nachvollziehbar beschrieben werden. Der Autor führt den Leser in die Grundlagen der TCM ein und erklärt anschaulich, wie der Energiefluss im menschlichen Körper funktioniert. Ein vierwöchiges Programm bietet dem Leser verschiedene Möglichkeiten zur Selbsthilfe. Mit Therapiemethoden, wie Qigong-Entspannungsübungen oder Selbstmassagen, die durch Tipps aus der chinesischen Ernährungslehre ergänzt werden, kann der Leser aktiv an der Verbesserung seines Gesundheitszustands arbeiten. Die umfangreich bebilderten und alltagstauglichen Übungen eröffnen Ihnen einen einfachen Weg, mit der Hörstörung zu leben und Ihre Lebenssituation zu verbessern.